Sébastien Martin

OfficeYoga®

für Körper, Geist und Seele

KREUZ

MIX
Papier aus verantwortungsvollen Quellen
FSC® C083411

www.kreuz-verlag.de

Umschlaggestaltung: Vogelsang Design
Umschlagmotiv: © Christina Martin
Fotos: © Carina Jahn Fotodesign
Abbildungen: © Sébastien Martin, Katja Rudisch
Autorenfoto: © Carina Jahn Fotodesign

Satz: de·te·pe, Aalen
Herstellung: CPI books GmbH, Leck

Printed in Germany

ISBN 978-3-451-61263-3

Inhalt

Vorwort
Oder: Wie Yoga zu meiner Rettung wurde

Mit Anfang 30 konnte ich bereits auf viele berufliche Erfolge zurückblicken: auf eine Bankausbildung, ein BWL-Studium und die Teilnahme an einem Förderprogramm in einer internationalen Bank. Ich hatte den ersten Sprung ins kalte Wasser hinter mir und war nach einer Managementberatung für Banken gerade zu einem großen Dienstleister für die Finanzbranche gewechselt. Man übertrug mir mehr und mehr Verantwortung: für eine Abteilung, ein Geschäftsfeld – meine Aussichten, die Karriereleiter immer weiter hinaufzuklettern, waren hervorragend. Meine damaligen Chefs hielten mir die Karotten hin und drehten das Hamsterrad immer schneller. Ich spielte das Spiel mit und wurde zu einem fremdbestimmten und zunehmend unzufriedenen »Bürokrieger«.

Dann wurden meine beiden Kinder geboren, und mit einem Mal war sie da: die große Sinnfrage. Ich spürte Leere und Orientierungslosigkeit im Hinblick auf meine Aufgaben, meine Arbeit an sich, meine Branche und mein gesamtes Tun. Was mache ich hier eigentlich? Nutze ich meine Fähigkeiten dazu, irgendetwas zum Positiven zu verändern? Kündigen und abhauen kam nicht infrage, schließlich hatte ich Verantwortung für eine Familie. Aber um nicht in einem Burn-out zu enden, musste ich etwas ändern. Mit den beiden Schwangerschaften meiner Frau bin auch ich körperlich mitgewachsen, und so war das Dilemma komplett: ausgelaugt, orientierungslos und dick. Außerdem war ich Experte darin, mich selber klein zu halten.

Was tut *Mann* in einer solchen Situation? *Mann* fängt an, Sport zu treiben und kauft sich einen Porsche. Den Porsche konnte und wollte ich mir nicht leisten (Versorgungsnotwendigkeit!), aber Sport ließ sich einrichten. Die Geräte im Fitness-Studio fand ich langweilig, das Laufband fühlte sich an wie das Hamsterrad, wenngleich in der Horizontalen, und die Schwimmhalle war für eine Frostbeule wie mich eher ungemütlich. Dann probierte ich Kendo, einen japanischen Kampfsport, bei dem man seinem stark gepanzerten Gegner ein Bambusschwert so oft wie möglich auf den Kopf haut. Passend zu meiner Bürokrieger-Rolle versuchte ich mir unliebsame Chefs und Kollegen als Gegner vorzustellen. Ich war nach jedem Training fix und fertig, aber noch genauso frustriert wie zuvor. Das war es also auch nicht.

Bis mir (ich weiß nicht mehr, wie) Yoga über den Weg lief. Damit hatte ich immer komische Menschen assoziiert, die in allem nur Schöööönheit, Liiiiiebe, Harmoniiiiie sehen, die »Ommm« murmeln und dabei glückselig grinsen, als ob sie irgendetwas eingeworfen hätten. Immerhin war ich neugierig genug, um mir das angesagteste Yoga-Studio in Frankfurt anzusehen, das zudem morgens um 6:30 Uhr einen Business-Yoga-Kurs anbot. Die Chance schien gering, hier auf komische Leute zu treffen oder »Ommm« singen zu müssen. Um ganz sicherzugehen, ließ ich die Dame am Studiotresen wissen, dass ich das Business-Yoga zwar gerne mal ausprobieren, den ganzen Singsang-Hokuspokus aber nicht mitmachen würde. Der Lehrer solle mich auf meiner Matte einfach in Ruhe lassen, und alles wäre gut. Sie lächelte so verständnisvoll, als hätte sie genau dies schon öfter gehört.

Meine erste Yoga-Stunde war eine Katastrophe! Alles tat weh, und ich konnte dem Yoga-Lehrer kaum folgen. Die einzelnen Positionen wurden schneller angesagt, als ich das zu bewegende Körperteil identifiziert hatte. Kreuzbein? Nie gehört. Und wie soll man bitte den linken Fuß hinter die rechte Wade drehen? Theoretisch hatte ich zwar einen Körper, aber praktisch war der gerade irgendwo anders. Zum Abschluss der Stunde kam, was kommen musste: ein tiefes »Ommm« im Schneidersitz. Und trotz meiner Willenserklärung in Sachen »Hokuspokus-Singsang« habe ich mitgeommt und fand es viel weniger schlimm als befürchtet. Immerhin gab es damit wenigstens eine Sache, die ich schon in der ersten Stunde selbstständig und problemlos geschafft hatte ...

Nach 90 leidvollen und schweißtreibenden Minuten tat mir jeder einzelne Muskel weh, abgesehen vielleicht von meinen Stimmbändern. Aber etwas war anders: Ich fühlte mich völlig energetisiert. Ich hätte Bäume ausreißen können. Zumindest war es ein großartiges Gefühl zu wissen, dass ich das schaffen würde, es aber gar nicht zu tun brauchte. Ich war zufrieden und glücklich mit dem, was war. Und dieses Gefühl wollte ich wieder haben. So fing er an – mein Weg zum Yoga. Yoga hat mir geholfen, eine ungesunde Lebensphase zu erkennen und auf den richtigen Weg zurückzukehren.

Heute arbeite ich im Management einer schwedischen Direktbank und gebe dort regelmäßig Yoga-Kurse für unsere Mitarbeiter. Wir praktizieren ganz einfache Übungen, die ich aus dem klassischen Hatha-Yoga auf die Situation vor dem Schreibtisch übertragen habe. Wir brauchen dafür keine Matten, keine Umkleidekabinen und keine Duschen. Alle Übungen machen wir in unseren normalen Büroklamotten, ohne dabei zu schwitzen. In unseren Kursen treffen sich alle Hierarchie-Ebenen, alle sind gleich und alle »kämpfen« mit ihren steifen, unflexiblen Körpern – der eine mehr, die andere weniger. Inzwischen ist aus diesem Kurs eine kleine bankeigene Yoga-Gemeinde hervorgegangen. Die ersten fragen auch schon, was denn hinter diesem »Yoga« stecke ...

Gesundheit am Arbeitsplatz ist für mich heute eines der zentralen Themen. Ich bin überzeugt, dass ein gesundes Team sehr viel über die Zukunftsfähigkeit eines Unternehmens aussagt. Mit einem tollen Produkt und einem kranken, also müden und unkonzentrierten Team wird ein Unternehmen sein Potenzial nicht so gut entfalten können wie ein Konkurrent mit einem tollen Produkt und einem fitten Team. Was aus Sicht der Yogis für den einzelnen Menschen gilt, gilt genauso für ein ganzes Unternehmen: Gesundheit existiert nur dann, wenn sich das Gesamtsystem im Gleichgewicht befindet. Dieses Gleichgewicht bestimmt über die Umsetzung von Ideen und Strategien, die Qualität der Zusammenarbeit und die persönliche Entwicklung jedes Einzelnen. Die wichtigsten »Bausteine« für ein gesundes System sind das ständige Üben der mentalen und körperlichen Haltung sowie die Entfaltung des individuellen Potenzials.

Wie Sie das erreichen können, möchte ich Ihnen auf den folgenden Seiten nahebringen. Mit diesem Buch habe ich die wichtigsten Grundlagen der Yoga-Lebensphilosophie für den Büroalltag »übersetzt«, und zwar nicht im Sinne eines starren Leitfadens, sondern als »Arbeitsbuch«. Denn Yoga ist eine Wissenschaft, die vor allem auf Erfahrungen basiert und dazu einlädt, eigene Erfahrungen zu sammeln und sich kontinuierlich weiterzuentwickeln. Praktische Hilfestellungen und Übungen dafür finden Sie in den Toolboxen am Ende eines jeden Kapitels. Das Glossar im Anhang erläutert noch einmal die wichtigsten Begriffe der Yoga-Philosophie.

Aber nehmen Sie sich nicht zu viel vor! Wie bei jeder Veränderung ist es hilfreich, klein anzufangen und nicht alles auf einmal zu wollen. Es kann eine lange Reise zu sich selbst werden, auf der Ihnen dieses Buch ein hilfreicher Begleiter ist. Konzentrieren Sie sich zunächst auf die Themen, die Sie am meisten ansprechen, und bleiben Sie dran! Denn ohne regelmäßiges Üben bleibt alles beim Alten.

OfficeYoga® ist ein Weg in ein selbstbestimmtes Berufsleben mit mehr Lebendigkeit und Gelassenheit im Büroalltag.

In diesem Sinne: gute Reise!

Namasté
Sébastien Martin

Kapitel 1: Der Yoga-Weg

Mit den wichtigsten Gedanken der Yoga-Philosophie den modernen Büroalltag besser meistern

Yoga begann mit der ersten Person,
die dauerhaft gesund und glücklich sein wollte.
Sri Swami Satchidananda

Raus aus dem Hamsterrad

Die Probleme in unserer heutigen Arbeitswelt sind mehr als offensichtlich. Wir sind auf dem Trip der Beschleunigung und der permanenten Produktivitätssteigerung. Wir sind immer online, jederzeit erreichbar und machen immer mehr in immer kürzerer Zeit. Wir hetzen von einer Besprechung in die nächste, von einem Telefonat zum anderen, und um keine Zeit zu verlieren, bearbeiten wir dazwischen und mittendrin unsere E-Mails. Wir nennen das Zeitmanagement. Aber die Beschleunigung hat leider nicht dazu geführt, dass wir mehr Zeit für uns haben. Mehr noch: Zeitliche Inseln der Ruhe sind in unserem westlichen Kulturkreis verpönt. Nur wer ununterbrochen schuftet, dem gebührt Respekt. Urlaub? Was ist das?

Man müsste meinen, dass bei so viel Beschleunigung viel mehr geschafft wird. Aber auch das gilt fast nie. Stattdessen fühlen wir uns rastlos, unsere Gedanken kreisen permanent um die Arbeit, und unser Kopf ist voller Präsentationsfolien und -konzepte, die später in der Schublade landen – ein

Hamsterrad. Und jeder Beschleunigungstrend führt letztlich nur dazu, dass sich das Rad noch schneller dreht. Dabei kommen wir keinen Schritt vorwärts und irgendwann auch nicht mehr weiter. Das nennen wir dann Burn-out.

Psychische Erkrankungen und Erschöpfungszustände nehmen immer mehr zu. Sie sind ein deutliches Signal dafür, wie sehr ein Leben im Hamsterrad mit einem schleichenden Raubbau an Körper und Geist einhergeht. Das Perfide dieses Raubbaus ist, dass es sehr leise und schleichend beginnt und wir dann scheinbar urplötzlich mit dem Vorschlaghammer getroffen werden.

Das betrifft einerseits diejenigen, die so sehr in ihrer Arbeit aufgehen, dass sie sich regelrecht aufopfern – ob für den Arbeitgeber oder die eigene Firma. Sie sind so stark mit den Unternehmenszielen identifiziert, dass sie so lange fleißig und freiwillig in ihrem selbst geschaffenen Hamsterrad herumstrampeln, bis sie völlig außer Puste sind.

Dann gibt es andererseits noch diejenigen, die ihr Leben und ihr Glück in die Hände anderer Menschen legen. Man kann ja eh nichts machen und überlässt es dem Chef, die Ziele festzulegen. Dann wird das Hamsterrad zur Not mit Bonusaussichten, einem Firmenwagen oder sonstigen Vergünstigungen verschönt. Das erleichtert das Einsteigen und Mitstrampeln. Wir nennen das gerne Motivation. Für die Motivation ist es gut, wenn man die Karotte jedes Jahr ein klein wenig größer macht – und etwas höher hängt.

Das Heer der Bürokrieger im Hamsterrad wird täglich größer. Hier Abhilfe zu schaffen ist eine der größten Herausforderungen des Berufsalltags. Denn eigentlich sollte Arbeit sinnvoll sein und Spaß machen. Aber eine solche Sinnsuche legen viele nach den ersten Berufsjahren als naive Idee in die Ablage »P« wie Papierkorb. Wir nehmen uns keine Zeit für unsere wahren Bedürfnisse. Im Gegenteil.

Viele von uns haben zu zahlreichen Themen ein breites Wissen und eine fundierte Meinung, aber nur sehr selten eine gute Antwort auf so einfache Fragen wie: Wer bin ich? Was will ich wirklich? Wohin will ich eigentlich? Da gibt es eine frustrierende Leere.

Gleichzeitig steigt bei immer mehr Bürokriegern die Sehnsucht nach Orientierung. Sie wollen etwas aus ihrem Leben machen – muss ja nichts Großes sein, aber etwas Sinnvolles und mit ein wenig mehr Freude. Sie wollen etwas aus dem eigenen Potenzial machen – sich selbst entdecken, sich ausprobieren und die eigenen Talente nutzen.

> *Für all diese Selbstentdecker, Lebensneugierigen und Potenzial-Entfalter ist dieses Buch geschrieben. Es wird Zeit, dass wir etwas ändern, und zwar so, wie es Mahatma Gandhi einst formuliert hat: »Sei du selbst die Veränderung, die du dir für diese Welt wünschst.«*
> *Fangen wir also bei uns selbst an!*

Endlich entschleunigen

Nichts ist beständiger als der Wandel, weil letztlich das ganze Leben Veränderung ist. In unserer modernen Gesellschaft äußert sich dies leider zu oft in einer ständigen Hetzjagd nach dem »Schneller, höher, weiter!«, dem perfekten Partner, dem perfekten Moment, dem perfekten Outfit, der perfekten Karriere, dem perfekten Irgendwas. Und da wir sehr genau wissen, dass wir »entschleunigen« müssen, weil sonst das Burn-out droht, steht die Suche nach der »perfekten« Work-Life-Balance-Formel ganz oben auf unserer Agenda. Und wir suchen und suchen und suchen. Es gibt zig

Seminare, Artikel, Bücher, Zeitschriften und TV-Sendungen zu diesem Thema. Und die Formel? Entdeckt hat sie noch niemand.

Dabei gibt es zumindest eine erfolgreich erprobte Lehre, die verschiedene Wege für ein gesundes Lebenskonzept anbietet: Yoga. Aber das ist ja wohl nur was für spirituelle Spinner, oder? Richtig ist, dass die spirituelle Entwicklung einen sehr wichtigen Teil des Yoga ausmacht – ohne dabei allerdings religiös oder dogmatisch zu sein. Yoga bietet auch für alle selbsterklärten »unesoterischen Realisten« einen Lebensstil, der für mehr Energie und Gelassenheit sorgt. Aber Achtung: Yoga liefert keine »Alles glücklich mach«-Pille, sondern Hilfestellungen für die Entwicklung eines individuellen und ausbalancierten Lebenskonzeptes. Das Wichtigste dabei ist, dass wir die Verantwortung für uns selbst übernehmen, unsere eigenen Entscheidungen treffen und unseren eigenen Weg gehen.

Wahrscheinlich ist es kein Zufall, dass sich in der heutigen Zeit immer mehr Menschen auf die Suche nach ihrer Spiritualität begeben. Der materielle Reichtum, die Shopping-Exzesse und das Anhäufen von immer mehr »Spielzeugen« machen nicht wirklich glücklich. Auf diese Weise lässt sich keine Antwort finden auf die Frage, wer wir sind und warum wir auf der Welt sind. Yoga ermutigt uns dazu, sich diesen Fragen kontinuierlich zu stellen und an ihnen zu wachsen.

Das eigene Leben stattdessen so komfortabel wie möglich einzurichten, möglichst keine Fehler zu machen und Anstrengungen ebenso zu vermeiden wie Risiken, ist keine wirkliche Alternative. Damit würden wir uns lediglich in der eigenen Komfortzone einschließen, deren Wände umso dicker und undurchlässiger werden, je länger wir dort verharren. Mit Veränderungen kämen wir dann immer weniger zurecht. Yoga kann helfen, notwendige Veränderungen aufzuspüren und zu gestalten. Wenn wir das Leben in unserem Bewusstsein als einen ständigen Wandel annehmen und darüber hinaus die Chancen und Herausforderungen des Lebens als Möglichkeit für Erfahrungen und inneres Wachstum nutzen, dann kann uns jede Veränderung eine lebensbejahende und kreative Energie verleihen. Dann beginnen wir, uns aus uns selbst heraus zu entwickeln und nicht aus einem Leidensdruck, der durch eine andere Person erzeugt wird. Gleichzeitig können wir so erleben, wie der ständige Kampf mit dem Leben, die ewige Hetzjagd nach dem »Immer mehr, immer weiter, immer höher!« von einem spielerischen Umgang mit dem Leben abgelöst wird, bei dem Neugierde, Gestalten und Staunen wiederentdeckt werden können. An die Stelle von sich oftmals einschleichender Verbissenheit, von Tendenzen zu Zwangs- und Profilneurosen tritt dann eine souveräne Gelassenheit. Die Entwicklung der eigenen Potenziale und die Freude hieran rücken in den Lebensmittelpunkt. Durch die Yoga-Praxis erlangen wir Flexibilität – in Körper und Geist – und sind für die Herausforderungen des Lebens besser vorbereitet.

Das moderne Berufsleben ist zu oft mit einem schleichenden Raubbau an Körper, Geist und Seele verbunden. Unser Alltag mit seiner eigenen Dynamik und seinem Aktionismus macht es uns leicht, sich in einem Teufelskreis aus Gehetztsein, Reaktionszwang und Erfolgsdruck zu verlieren, um schließlich im Hamsterrad zu enden, aus dem es scheinbar kein Entrinnen gibt. Nach meiner Erfahrung liegt das daran, dass wir kaum wirkungsvolle Konzepte kennen, die Körper, Geist und *Seele ansprechen und die vor allem alltagstauglich sind. Nur was im Alltag funktioniert, hat eine Chance, angenommen und ausprobiert zu werden.*

OfficeYoga®-Toolbox: Erste Hilfe zur Entschleunigung

Bevor Sie in den folgenden Kapiteln viel darüber lernen werden, wie Sie den Büroalltag entspannter, konzentrierter und energiegeladener meistern können, hier ein kleines Erste-Hilfe-Set. Es beinhaltet wichtige Grundregeln zur Entschleunigung und sorgt vielleicht dafür, dass sich Ihr Hamsterrad von Anfang an etwas langsamer dreht:

- *Beginnen Sie jeden Tag mit einer Intention und der Frage: Was ist heute wichtig?*
- *Beginnen Sie danach mit der wichtigsten Aufgabe des Tages. Lesen und beantworten sie erst dann Ihre E-Mails.*
- *Vermeiden Sie konsequent jedwedes Multitasking.*
- *Achten Sie auf Ihren Atem und atmen Sie immer wieder tief durch.*
- *Bewegen und lockern Sie sich zwischendurch, besonders dann, wenn Stress und Hektik überhandzunehmen scheinen.*
- *Machen Sie vor dem Einschlafen ein kleines Dankbarkeitsritual und fragen Sie sich jeden Abend, wofür sie heute dankbar sind.*

Yoga entmystifiziert

Als Managementberater beschäftigt man sich fast automatisch auch mit den neuesten Managementmethoden, mit TQM, SixSigma, Lean Management, CRM, Business Process Reengineering und so weiter. Alle diese Theorien haben eines gemeinsam: eine Halbwertszeit von wenigen Jahren. Danach sind sie überholt oder einfach out. Yoga hingegen ist einige Tausend Jahre alt, und es muss einen Grund geben, warum gerade diese »Theorie« alles andere überdauert. Diesem Evergreen-Geheimnis hinter dem großen Wort »Yoga« wollte ich auf die Spur kommen. Ich begann, mehr und mehr darüber zu lesen, verkehrte nun öfter in der Yoga-Szene als unter Managern und besuchte all die gefürchteten »Hokuspokus-Veranstaltungen«: Meditationsseminare, Yoga-Workshops und Kongresse. Ich traf Lehrer und Schüler und machte schließlich eine Yogalehrer-Ausbildung, die mich mir selbst um einen Quantensprung näher gebracht hat.

Die alten Schriften mit ihren vielfältigen Kommentaren aus der Feder von Yoga-Gurus und -Experten offenbarten mir eine authentischere und effizientere Managementtheorie als all die hochtrabend klingenden Namen aus der Wirtschaftswelt. Ich stellte fest, dass sich hinter dem Begriff »Yoga« ein ganzheitliches, zeitloses und vor allem einfaches Gesundheits- und Lebenskonzept verbirgt, das weit über Verrenkungsübungen und Meditationssitzungen hinausgeht.

Still und heimlich integrierte ich diese Erkenntnisse immer stärker in meinen Arbeitsalltag und erlebte so eine neue Qualität des Erfolgs – ein Erfolg mit mehr Leichtigkeit, mehr Selbstbestimmtheit und fernab des Hamsterrads. Meinen natürlichen Zweifeln und den Herausforderungen des Büroalltags konnte ich mich mit mehr Standfestigkeit stellen.

Einige Indologen gehen davon aus, dass die Lehren des Yoga vor über 5000 Jahren entstanden sind. Eine genaue Datierung ist jedoch schwierig, da es lange Zeit keine schriftlichen Fixierungen gab, sondern nur die mündliche

Überlieferung von Lehrer zu Schüler. Die ersten Schriften zum Yoga stammen aus der Zeit um 200 vor Christus. Die folgenden Kapitel beziehen sich auf drei historische Texte, die als zentrale Ursprungstexte des Yoga gelten.

Yoga Sutra

Das Yoga Sutra ist die wichtigste Grundlagenschrift im Yoga, insbesondere im sogenannten Raja Yoga, dem Königsweg des Yoga. Sie wurde von dem Autor Patanjali (oder einer Schule dieses Namens) irgendwann zwischen dem 5. Jahrhundert vor und dem 2. Jahrhundert nach Christus verfasst. Sie erläutert in 195 Aphorismen die ethische und moralische Grundordnung und gibt Erklärungen zur Psychologie des Menschen und zu Techniken, um den Geist zur Ruhe zu bringen.

Bhagavad Gita

Die Bhagavad Gita ist die Heilige Schrift im Hinduismus. Sie ist im 5. Jahrhundert vor Christus entstanden und in Versform verfasst worden. Gegenstand ist ein Gespräch des Kriegerfürsten Arjuna mit dem Gottmenschen Krishna am Vorabend einer Schlacht. Dabei geht es um die wichtigsten philosophischen Grundgedanken des Hinduismus: insbesondere um die Hingabe an ein höheres Ziel, um selbstlose Pflichterfüllung und die Notwendigkeit der Verhaftungslosigkeit bei der Erreichung von Zielen.

Hatha Yoga Pradipika

Die ebenfalls in Versform verfasste Hatha Yoga Pradipika gilt als eine der Yoga-Standardschriften. Im 14. Jahrhundert schuf der Autor Swami Svatmarama mit ihr einen ersten umfassenden Überblick über die Hatha-Yoga-

Übungen und -Techniken für die Reinigung von Körper und Geist und die damit verbundenen Auswirkungen.

Die alten Yogis hatten vor allem eines im Sinn: das eigene Leben besser zu meistern. Und das geht nach ihrer Überzeugung nur, wenn die drei Elemente Körper, Seele und Geist in ein Gleichgewicht gebracht werden und wir uns zugehörig fühlen. Das Wort Yoga stammt aus dem Sanskrit und bedeutet sinngemäß »Einheit« oder »Vereinigung«. Dies impliziert auch die bewusste Überwindung von Trennungsgedanken. Aber nicht nur Körper, Geist und Seele bilden im Yoga eine Einheit, sondern auch die Menschen untereinander, indem sie im yogischen Weltbild miteinander verbunden sind. Man kann dies auch dahingehend übersetzen, dass wir nicht den Konflikt, sondern immer die Kooperation suchen sollen.

Der tiefere Sinn des Yoga besteht darin, sich auf die wirklich wichtigen Dinge zu konzentrieren, anzunehmen, was ist, sich selbst zu entwickeln, mit sich im Reinen zu bleiben, um im Äußeren besser wirken zu können und seine Pflicht zu erfüllen. Dadurch wird der Erfolg nicht garantiert, allerdings werden die Handlungen authentisch und zielgerichtet. Echte Selbstwirksamkeit wird erfahrbar, das heißt, dass wir unsere Talente und Fähigkeiten wertstiftend für eine Sache oder Person(en) einbringen und diesen Beitrag bewusst erfahren. Um sich diese befreite Haltung zu bewahren, ist ein produktiver Umgang mit Erfolgen und Rückschlägen wichtig.

> *Yoga bringt Körper, Geist und Seele in ein Gleichgewicht. Es bietet eine effektive Orientierungshilfe, um unser berufliches Potenzial zu erkennen und zu entfalten. Mit anderen Worten: Wir haben mehr Energie im Körper, der Geist*

(oder besser: Verstand) arbeitet viel klarer und konzentrierter, und wir erfahren auf der Ebene der Seele viel besser, wer wir sind, was wir wollen und wohin wir streben.

Yoga-Philosophie im Alltag

Die Pflicht, zu der man geboren wurde,
darf nicht aufgegeben werden. Jeder Mensch,
der seine Pflicht erfüllt, erreicht Vollkommenheit.
Besser ist die eigene Pflicht, sogar ohne Verdienst,
als die richtig erfüllte Pflicht eines anderen.
Bhagavad Gita, XVIII. 45 f.

Die Yogis sagen, dass wir auf der Welt sind, um unsere Pflicht zu erfüllen, Erfahrungen zu machen und uns mit Freude zu entwickeln. Der Sinn des Lebens ist letztlich nichts weiter, als in Freude und Leichtigkeit seine Fähigkeiten und Talente zu entfalten – zum besten Wohle aller. Das ist der Deal. So einfach ist das? Nun ja, wahrscheinlich schreibt es sich einfacher, als es gelebt wird. Aber entscheidend ist, dass wir ins Handeln kommen. Solange wir unsere Bücherregale bis unter die Decke mit Ratgebern füllen, aber nichts in die Tat umsetzen, gewinnen wir höchstens eine Menge Staubfänger. Im Allgemeinen wissen wir so vieles und tun doch so wenig. Dabei »ist ein Gramm Praxis mehr als eine Tonne Theorie«, wie es der Yoga-Meister Swami Sivananda so schön auf den Punkt gebracht hat. Was uns am meisten im Wege steht, sind wir selbst. Unsere Ängste, Blockaden und beschränkenden Glaubenssätze verhindern oftmals den ersten Schritt. Aber sobald wir einmal erkannt haben, dass die Überwindung dieser Blockaden in einem

Prozess möglich ist, werden die Schritte in Richtung Potenzialentfaltung einfacher.

Das Yoga Sutra liefert eine yogische Vorstellung davon, wie ein erfülltes Leben aussehen kann. Es dient als Orientierungshilfe, um die täglichen Herausforderungen besser meistern zu können, weil es universell gültig ist – unabhängig von Branche, Arbeitsposition oder Titel.

Die zentralen Kerngedanken dieses Werks werden im Folgenden in den Büroalltag übertragen:

Der Umgang mit sich selbst und anderen für ein erfülltes Leben in einer ethischen und moralischen Grundordnung, weil die eigenen Werte zu kennen und in einer Gemeinschaft auszuleben heute wichtiger ist denn je.

Wissen und Intuition für die lebenslange Selbstentwicklung durch eigene Erfahrungen und wertvolles Wissen, weil dies der Schlüssel zu echter Zufriedenheit und authentischer Persönlichkeitsentwicklung ist.

Gedankenruhe durch Konzentration auf das Wesentliche und Beruhigung des Geistes, weil es die beste Alternative zur Verzettelung im Alltag ist und nur der richtige Fokus hilft, die persönlichen Talente und Fähigkeiten zu entwickeln.

Mit Leichtigkeit durchs Leben gehen durch Reinigung auf körperlicher und mentaler Ebene, weil wir einen besseren und vor allem gesunden Umgang mit Stress und Blockaden benötigen.

Vom Umgang mit sich selbst und anderen

Diese Grundregeln sind nicht durch soziale Schicht, Ort, Zeit oder Umstände bedingt. Sie gelten für alle Ebenen und bilden das große universelle Gelübde.

Yoga Sutra, II. 31

Das Yoga Sutra gibt für die Selbstverwirklichung eine ethische und moralische Grundordnung vor. Sie beruht, anders als in Religionen, auf einer freiwilligen Praxis, die jeder Yogi auf seine eigene Weise und innerhalb seiner eigenen Möglichkeiten und Grenzen verwirklichen kann. Die beiden Säulen dieser Grundordnung beschreiben einerseits das Verhalten anderen gegenüber *(Yama)* und andererseits das Verhalten sich selbst gegenüber *(Niyama)*. Sie sollen ein inneres Wachstum befördern und bei der Suche nach einer Verbindung zur Gesellschaft und zu sich selbst Orientierung geben. Gleichzeitig sollen sie helfen, krank machende und zerstörerische Impulse besser zu beherrschen. Über die Yama und Niyama verbinden wir uns letztlich mit unserem höheren Selbst und erleben das innere Wachstum als eigenverantwortlichen Prozess. Wie wir das ausprobieren und erleben können, wird im Folgenden für Bürohelden erläutert.

Yama – Sich anderen gegenüber gut verhalten

Grundlegend dafür ist das Verständnis des Menschen als soziales Wesen, der auf eine Kooperation mit seinem Umfeld angewiesen ist, um überleben zu können – selbst dann, wenn er ein zerstörerisches Potenzial in sich trägt. Yama hilft, die Qualität zwischenmenschlicher Beziehungen durch eine friedliche und ehrliche Lebensweise zu verbessern. Dazu gehören:

Nicht-Gewalt (*Ahimsa*): Freundlichkeit und Rücksichtnahme mit allen anderen und mit sich selbst

Übersetzung für Bürohelden:

- Kollegen, Mitarbeitern oder Dienstleistern mit Respekt begegnen
- andere Menschen nicht verletzen
- einfühlsam und verbunden sein in Gedanken, Worten und Taten

Wahrhaftigkeit (*Satya*): Wahrhaftig in Worten, Taten und Gedanken sein

Übersetzung für Bürohelden:

- andere nicht bewusst täuschen oder belügen, politische Spielchen und Intrigen vermeiden
- sich nicht selbst belügen und sich auch unangenehme Dinge eingestehen
- einen bewussten Umgang mit Worten pflegen, was auch heißen kann, dass es manchmal besser ist zu schweigen

Nicht-Stehlen (*Asteya*): Respekt vor dem fremden Eigentum

Übersetzung für Bürohelden:

- materielles und geistiges Eigentum respektieren und sich nicht mit fremden Federn schmücken
- Diskretion im Hinblick auf Geschäftsgeheimnisse und vertrauliche Informationen

Selbstverwirklichung (*Brahmacharya*): Hingabe an ein höheres Ziel

Übersetzung für Bürohelden:

- Wissen, für welchen Sinn man arbeitet
- Beziehungen zu Menschen und Dingen (zum Beispiel Produkten und Prozessen) so gestalten, dass sie für alle von Nutzen sind

Unbestechlichkeit (*Aparigraha*): Nur das annehmen, was angemessen ist

Übersetzung für Bürohelden:

- Zurückhaltung bei der Annahme von Geschenken und Schmeicheleien, insbesondere wenn hierdurch Verpflichtungen und Bindungen geschaffen werden
- keine vermeintlich »günstigen« Gelegenheiten ausnutzen (Mitnahme-Mentalität)

Niyama – Sich selbst gegenüber gut verhalten

Maßgeblich für einen optimalen Umgang mit sich selbst ist, achtsam und gesund zu leben sowie den alltäglichen Versuchungen zu widerstehen, Grenzen zu akzeptieren und das Vertrauen in den eigenen Weg zu entwickeln.

Reinheit (*Shauca*): Eigenverantwortung für eine körperliche und mentale Hygiene

Übersetzung für Bürohelden:

- Gesundheit ist die wichtigste Voraussetzung für die Entfaltung des eigenen Potenzials, dazu gehören regelmäßige Bewegung und gesunde Ernährung ebenso wie mentale Stärkung und Reinigung
- Voraussetzung dafür sind Grundkenntnisse darüber, was einem guttut und was gesund ist/macht

Bescheidenheit (*Santosha*): Annehmen, was sich ergibt

Übersetzung für Bürohelden:

- Dinge und Ereignisse annehmen, wie sie sind
- Erfolge und Niederlagen nicht überbewerten, sondern jede Erfahrung zum Lernen nutzen

Disziplin (*Tapas*): Leidenschaft und Disziplin bei der Reinigung von Körper und Geist

Übersetzung für Bürohelden:

- körperliche und mentale Gesundheit als neue lohnende Gewohnheit entwickeln
- wissen, was man wirklich will und wofür man brennt

Selbstreflexion (*Svadhyaya*): Sich selbst hinterfragen und aus vorhandenem Wissen lernen

Übersetzung für Bürohelden:

- regelmäßig den eigenen Standort überprüfen, mit Fragen wie: Wer bin ich? Wo stehe ich gerade? Was sind meine Stärken und Schwächen? Welche Fähigkeiten will ich noch entwickeln?
- lebenslanges Lernen in den Alltag integrieren

Hingabe (*Ishvarapranidhana*): Sein Bestes für ein höheres Ziel geben

Übersetzung für Bürohelden:

- Wofür brenne ich? Was würde ich sogar tun, ohne bezahlt zu werden?
- Ängste und Blockaden auf dem Weg überwinden

Wissen und Intuition

Durch das Überwinden des Nicht-Wissen
erlangt der Sehende die Befreiung.
Yoga Sutra, II. 25

Eine lebenslange Selbstentwicklung durch eigene Erfahrungen und wertvolles Wissen ist der Schlüssel zu echter Zufriedenheit und einer authentischen Persönlichkeitsentwicklung. Zu wissen, was wir tun, entfaltet Freiheit. Wenn wir nicht wissen, was und warum wir etwas tun, haben wir keine echte Wahl. Das Leben passiert dann einfach ohne unser Zutun und ohne dass wir darauf einen Einfluss haben. Yoga ist eine Einladung, eigene Erfahrungen zu machen und sich weiterzuentwickeln. Wichtig ist dabei, dass es nicht den einen wahren Stil gibt. Es ist die Vielfalt, die jeder für sich ausprobieren und aus der jeder schöpfen darf. Ausprobieren heißt Handeln. Das klingt trivial, ist allerdings entscheidend dafür, wie wir uns entwickeln, denn wir sind letztlich das Ergebnis unserer Handlungen und Nicht-Handlungen. Im Yoga werden Handlungen zweifach unterschieden: (1) unsere gegenwärtigen Handlungen und (2) vergangene Handlungen, die auf unseren jetzigen Charakter und unsere Lebenssituation wirken. Unsere gegenwärtigen Handlungen beeinflussen also unsere Zukunft. Und mit dem richtigen Wissen werden unsere Handlungen besser.

Richtiges Wissen (*Vidya*) können wir durch die folgenden Qualitäten im Alltag erkennen:

- durch eigene Erfahrung, das heißt, wir probieren und erleben selbst, was uns guttut und uns weiterbringt (*Pratyaksa),*
- durch logische Ableitung, das heißt durch Messungen und Beweisen (*Anumana),*
- durch eine zuverlässige Überlieferung, das heißt durch das Studium bewährter Schriften und das Lernen von Experten (*Agama*). Wichtig ist dabei, den »richtigen« Experten auszuwählen, zum Beispiel jemanden, der selbst seine Lehre lebt beziehungsweise durch eigene Erfahrungen weiterentwickelt hat.

Aus Nicht-Wissen *(Avidya)* entsteht persönliches Leiden (*Klesha*), denn was wir nicht wissen, können wir nicht anwenden oder beeinflussen. Aber auch wenn wir etwas wissen und es dennoch nicht anwenden, ist das Avidya. Falsche

Identifikation mit Dingen, die uns genommen werden können, ist ebenfalls Avidya. Dazu gehört vor allem materieller Reichtum. Je mehr wir uns mit unseren Luxusgütern, Bankkonten und Aktiendepots identifizieren, desto stärker werden wir darunter leiden, wenn wir diese Dinge verlieren. Richtiges Wissen (*Vidya*) und Erfahrungen hingegen sind der wahre Reichtum, da sie uns helfen, uns zu entwickeln, und da sie nicht genommen werden können.

Avidya gehen immer Fehldeutungen der scheinbar wahren Realität voraus. Die Realität ist komplex und für den menschlichen Verstand oftmals schwer in einem Modell zu vereinfachen. Daher basieren die meisten Entscheidungen im Berufsalltag auf entsprechenden Annahmen. Die Gefahr bei solchen Annahmen ist, dass sie durch Avidya geprägt sind, was uns (nicht nur im Beruf) das Leben schwer machen oder im schlimmsten Fall sogar ein Scheitern verursachen kann. Jene Facetten der Avidya-Ausprägung sind insbesondere:

Sucht nach übertriebener Anerkennung (*Asmita*):
Avidya ist es, wenn wir Feedback suchen, um zu gefallen, statt zu wachsen. Hiermit verbunden ist meist auch eine zu hohe Bewertung des Statusgedankens und des Egos. »Ich bin der Größte, Beste, Schnellste!«

Festhalten an falschen Zielen, Werten und/oder Dingen (*Raga*):
Durch das Festhalten entsteht eine Starrheit in der inneren Haltung, die eine Weiterentwicklung blockiert. »Ich will das aber! Ich brauche das unbedingt!«

Ablehnung von Ideen und Entwicklung (*Dvesha*):
Eine ablehnende Haltung führt immer zu einer trennen-

den Beziehung. Häufig ist die Ablehnung vom Ego getrieben. Dahinter stecken oftmals Ängste des Macht- und Kontrollverlusts. »So geht das nicht! Da könnte ja jeder kommen!«

Avidya legt sich wie ein Schleier über unsere Fähigkeit, die Realität neutraler zu erkennen. Sich mit diesen Facetten zu befassen gibt uns zugleich Gelegenheit, hinter die eigene Fassade zu schauen. Was steckt wirklich dahinter, dass wir permanent die Anerkennung der Kollegen und Chefs suchen? Warum halten wir an Zielen fest, die wir schon seit Jahren kaum oder zu einem sehr hohen Preis verfolgen? Warum reagiere ich immer so wütend, wenn meine Mitarbeiter Ideen präsentieren, die alles verändern können? Haben wir einmal unsere tief liegenden Muster erkannt, können wir besser damit umgehen. Sehr häufig handelt es sich dabei um Glaubenssätze und Überzeugungen, die entweder übernommen oder in bestimmten Situationen geprägt wurden. Es sind jedoch nur Glaubenssätze und keine Wahrheitssätze, und die meisten behindern uns in der Entwicklung. In Kapitel 3 widmen wir uns diesem Thema intensiver.

Avidya vermeiden wir durch bewusste und achtsame Handlungen sowie durch ein lebenslanges und begeistertes Lernen. Auch die Yoga-Lehre selbst hat sich über die Jahrtausende hinweg immer weiterentwickelt. Sie basiert ausschließlich auf praktischen Erfahrungen, die von Lehrer zu Schüler überliefert wurden.

Durch das ständige Lernen und Üben entwickeln wir Intuition. Sie wird von den Yogis als das wahre und universelle Wissen angesehen und hilft uns auf unserem Lebensweg bedeutend weiter. In der modernen Forschung gibt es verschiedene Ansätze zur Erklärung der Intuition. Für die Zwecke des Buchs sollen zwei Definitionen genügen:

- Der Psychologe C. G. Jung (der von fernöstlichen Philosophien inspiriert gewesen sein soll) hat die Intuition als eine Fähigkeit zur Wahrnehmung von Zuständen und Entwicklungen verstanden. Hierbei spielen Gefühle und innere Bilder eine wesentliche Rolle. Mehr dazu in Kapitel 2.
- Andere Theoretiker definieren die Intuition als eine Entscheidung des Unterbewusstseins, bei der der Verstand nur noch die Entscheidung überprüft und umsetzt. In diesem Zusammenhang spricht man auch von Erfahrungswissen.

Für die Vermeidung von Avidya ist das Erfahrungswissen wichtig und auch der Prozess der Wissensaufnahme. Menschliches Lernen erfolgt in vier Stufen. Die sogenannte Kompetenzstufenentwicklung wird durch die nachstehende Abbildung veranschaulicht.

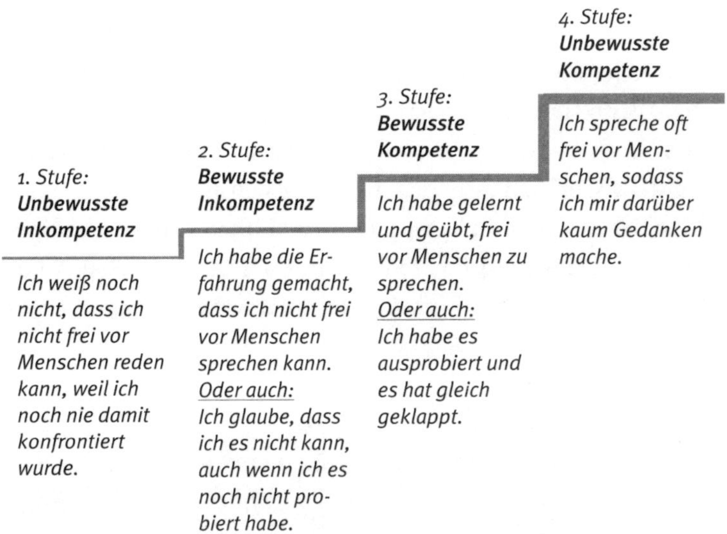

Abbildung 1: Vier Stufen des Lernens (in Anlehnung an: Joseph O'Connor und John Seymour)

In der vierten Stufe müssen wir nicht mehr darüber nachdenken, wie wir etwas umsetzen. Es erfolgt automatisch. Auf Dauer entwickeln wir für bestimmte Aufgaben ein »Bauchgefühl«, wir nutzen also unsere Intuition beziehungsweise unser Erfahrungswissen. Weil wir die entsprechende Aufgabe oder Situation schon so oft gemeistert haben, können wir blitzschnell und sicher aus dem Bauch heraus entscheiden, ohne die Chancen und Risiken genauestens zu analysieren. Studien mit Musikern legen die Theorie nahe, dass man etwa 10 000 Stunden üben muss, um es perfekt zu beherrschen. Übertragen in die Bürowelt heißt das, dass die erfahrenen Hasen den jungen Spunden ganz einfach ein paar Tausend Stunden voraus sind. Durch langjährige Erfahrungen können wir eine souveräne Gelassenheit entwickeln. Wir erleben in ähnlichen Situationen und Aufgaben weniger oft unangenehme Überraschungen und können diese mit einer gewissen Routine bewältigen.

Dieses Erfahrungswissen birgt allerdings eine große Avidya-Falle: Das Umfeld und die Umwelt verändern sich ständig. Wenn sich alles ändert, müssen wir dies bewusst verankern, damit wir von unserem Bauchgefühl nicht fehlgeleitet werden. Wer sich also zu sehr auf seinen Erfahrungen ausruht, ist schnell auf dem Holzweg. Einzig durch ständige Selbstreflexion und das lebenslange Weiterentwickeln und Neu-Erlernen von Fähigkeiten können wir verhindern, dass wir in diese Falle tappen (*Viveka*).

Praxisbeispiele

Beispiel 1: *Thomas hält sich für einen großartigen Verkäufer. Sogar einem Eskimo könne er einen Kühlschrank aufschwatzen, prahlt er. Er wisse immer genau, was der Kunde benötigt – die Kunden selbst wissen das ja meist nicht. Nun wundert er sich, warum seine Verkaufszahlen so schwach sind. Vielleicht ist ihm nicht klar, dass seine Kunden ihre Bedürfnisse lieber selbst äußern möchten, um dann mit Thomas zusammen geeignete Lösungen zu finden? Wenn Thomas hier nicht die Chance zum Lernen nutzt, kann er nicht erfolgreicher werden – für sich, seine Kunden und seine Firma.*

Beispiel 2: *Anna weiß, dass sie vor Gruppen nicht frei reden kann. Dabei gehört dies zu ihrem Job als Projektleiterin. Sie hat bisher noch nichts unternommen, um freies Reden zu trainieren. Vor jeder Präsentation ist sie schrecklich aufgeregt und liest die Folien vor, um ja nichts falsch zu machen. Ob ihre Präsentationen wohl souverän beim Publikum ankommen? Findet Anna einen Weg, auf ihre Weise souverän vor Menschen zu sprechen, wird sie ihre Ideen besser positionieren und sich besser einbringen können.*

Beispiel 3: *Frank übernimmt eine neues Team und hat hehre Ideen, wie man die Ergebnisse des Teams deutlich verbessern kann. Aus seiner letzten Führungserfahrung weiß er, dass er Veränderungen nicht gegen den Willen des Teams durchdrücken kann. Damit also alle an einem Strang ziehen, will er das Vertrauen seiner neuen Mitarbeiter gewinnen, indem er ihnen erst einmal gut zuhört und seine Ideen dann gemeinsam mit ihnen ausarbeitet.*

Gedankenruhe oder:
Im Dschungel der »Zuvielisation«

Yoga ist das Zur-Ruhe-Bringen der Gedanken im Geist. Dann ruht der Wahrnehmende in seinem wahren Wesen. In allen anderen Zuständen identifiziert sich der Wahrnehmende mit seinen Gedanken.

Yoga Sutra, I. 2–4

Buddha soll einmal gesagt haben: »Der Geist ist alles; was du denkst, das wirst du.« Yoga ist das Zur-Ruhe-Bringen der Gedanken oder, wie es in anderen Übersetzungen heißt, die »Einpünktigkeit« des Geistes, also die höchste Konzentration auf eine Sache. Das ist das vielleicht wichtigste Ziel im Yoga – und gleichzeitig das schwierigste.

Wenn wir versuchen, ganz in uns zu gehen und zu schweigen, schweigt unser Geist noch lange nicht. Unsere Gedanken sind oftmals ein wirres Dauergerede im Kopf. Die Yogis vergleichen dieses Dauergerede auch mit einem Affen, der wie von einer Biene gestochen wild von Ast zu Ast springt. Das Erstaunliche daran ist, dass wir meist die gleichen Themen über mehrere Tage hinweg von links nach rechts und zurück wälzen, ohne wirklich vorwärtszukommen. Die gleichen Inhalte ziehen immer wieder vorbei. Im schlimmsten Fall raubt es uns den Schlaf und erstickt jeden Antrieb in uns. Je mehr wir uns mit unseren Gedanken identifizieren, desto stärker werden sie, und manchmal werden Sorgen zu selbsterfüllenden Prophezeiungen. Denn gerade Sorgen und Ängste scheinen eine magische Anziehungskraft auf unseren Geist zu haben.

Unsere Konzentration geht in diesen sorgenvollen Gedanken verloren. Also machen wir uns auf die Suche nach einer Pille, die in Sekundenschnelle und kostengünstig Erlösung bringen kann. Oder wir geben uns der Ablenkung hin, dem Frustshopping, Frustsaufen oder ständigem Verschieben von Aufgaben (Prokrastination). Auf diese Weise flüchten wir vor dem Problem, statt uns endlich damit zu befassen. Problematisch wird es, wenn die Ablenkungsmanöver in immer kürzeren Abständen erfolgen und immer größere Ausmaße annehmen, wenn aus dem einen Frustbier ein tägliches wird, aus dem einen Bier viele Biere werden und so weiter. Probleme signalisieren uns immer, dass »etwas« angeschaut werden möchte. Sie fordern uns auf, die eigene Konzentration zu sammeln, um die Lösung mutig und offen anzugehen.

Ein weiterer Feind der Konzentration findet sich in der Tatsache, dass wir in einer »Zuvielisation« leben. Wir haben zu viel Auswahl, zu viele Möglichkeiten und erstarren meist vor dieser Vielfalt. Je mehr wir äußeren Reizen ausgesetzt sind, desto weniger Klarheit und Orientierung haben wir in uns. Oft versuchen wir es dann mit Multitasking. Dabei ist das großer Unsinn und macht obendrein noch dumm, wie etliche Studien von Hirnforschern belegen. Unser Gehirn ist nicht darauf ausgelegt, viele komplexe Dinge gleichzeitig zu machen. Mehrere gleichzeitige Gedanken kann es aber nicht geben. Was wir mit Multitasking in Wirklichkeit versuchen, ist, viele einzelne Tätigkeiten möglichst schnell abzuarbeiten. Dabei hüpfen wir zwischen diesen verschiedenen Gedanken/Tätigkeiten schnell hin und her. Welche Auswirkungen das auf die Konzentration hat, kann sich jeder vorstellen – es führt zu Verzettelung und Orientierungslosigkeit. Wir unterbrechen uns permanent und kommen nicht richtig voran. Permanentes Multitasking führt zu einem Verlust von einer bedeutenden Menge an IQ-Punkten. Energetisch gesehen ist es nichts anderes als Raubbau am Geist.

Wir verlieren unsere Energie in unkonzentrierten Handlungen, die durch zu viel Ablenkungen, Ängste, Sorgen und andere Motive entstehen. Und nur die Konzentration kann uns helfen, aus diesem Teufelskreis herauszukommen. Die Antworten und Lösungen sind bereits in uns vorhanden. Wir müssen uns nur für sie öffnen, denn die größten Schätze liegen in uns bereit. Je mehr wir jedoch im Außen leben, desto weniger kann das gelingen. Einen Zugang zu unserem Schatz und gleichzeitig eine Antwort auf die Reizüberflutung ermöglicht die Meditation. Wer regelmäßig meditiert, entwickelt in seinem Gehirn wichtige Areale, die für Empathie, emotionale Intelligenz und Kreativität zuständig sind, und wird stressresistenter. Wir trainieren damit, frühzeitig Körpersignale wahrzunehmen und auch in schwierigen Situationen gelassen zu entscheiden. Durch richtiges Atmen kommen wir in der Meditation zur Ruhe, denn die Atmung ist die Verbindung von Körper und Geist. Der Gedankenaffe wird immer besser gebändigt, in einem entspannten Zustand können wir unsere kreativen Fähigkeiten und unsere emotionale Intelligenz aktivieren. Die Hirnforschung hat nachgewiesen, dass eine entspannte Grundhaltung die Voraussetzung für die Aktivierung der Hirnareale ist, die für die Kreativität zuständig sind.

Der Geist ist ruhig, wenn wir uns von allem Unnützen befreien, das uns nicht weiterbringt und uns nicht guttut. Die Konzentration auf das Wesentliche ist nicht nur ein Erfolgsfaktor, sie ist auch Ausdruck der Verbundenheit mit einer Aufgabe und einem Umfeld. Es wird umso einfacher, sich zu konzentrieren, je klarer wir das Wesentliche erkennen. Es zeigt sich von selbst, wenn wir von einer Aufgabe den Schleier aus Gier, Neid, Rache, Angst und Anerkennungsstreben wegziehen. Diese Gefühle sind nicht von Dauer und haben meist ihre Quelle in einer negativen Intention. Das Wesentliche ist immer von Dauer, wenn es zum besten Wohle aller, liebevoll und unterstützend ist.

> *Für eine hohe Konzentration sind also zwei Dinge von besonderer Bedeutung:*
> - *ein entspannter mentaler Zustand sowie*
> - *das Wesentliche einer Aufgabe beziehungsweise eines Problems zu erkennen.*

OfficeYoga®-Toolbox zur Steigerung der Konzentration

Zum Beispiel, wenn Sie bei einer Problemstellung in einer Sackgasse gelandet sind und/oder bei starker Nervosität:

- *Setzen Sie sich entspannt auf einen Stuhl. Das Telefon ist ausgeschaltet, der Laptop zugeklappt und die Tür zu. Keiner kann Sie in den nächsten 5 Minuten stören. Bei Bedarf legen Sie Schmuck und Brille ab.*
- *Schließen Sie Ihre Augen. Legen Sie Ihre rechte Hand auf Ihren Bauch und die linke Hand entspannt auf Ihren linken Oberschenkel.*
- *Verbinden Sie sich mit Ihrem Atem, indem Sie einfach nur beobachten, wie sich der Bauch beim Einatmen hebt und beim Ausatmen senkt.*
- *Auftauchende Gedanken lassen Sie einfach vorüberziehen. Kehren Sie immer wieder liebevoll und konzentriert zur Übung und zu Ihrem Atem zurück. Wenn Ihr Gedankenaffe kommt, schließen Sie ihn in einem Käfig ein und geben Sie ihm eine Banane. Der ist jetzt beschäftigt.*
- *Spüren Sie, wie Sie immer besser zu innerer Ruhe*

kommen, und beobachten Sie weiterhin Ihren Atem. Er fließt gleichmäßig und natürlich in Sie ein und aus. Sie spüren eine leichte Kühle beim Einatmen und eine leichte Wärme beim Ausatmen in der Nase.

- *Entspannen Sie bewusst den Kiefer, die Augen und Ihre Schultern. Atmen Sie weiter in Ihrem Rhythmus.*
- *Spüren Sie nacheinander, wie der Atem Ihren Bauch und Ihren Rücken entspannt, die Hüfte entspannt, den Oberschenkel, den Unterschenkel. Spüren Sie, wie sich beide Füße stabil und fest mit der Erde verbinden. Sie fühlen sich immer besser durch die Erde getragen.*
- *In der Meditation kommt es immer wieder vor, dass der Geist abwandert: »Ich muss noch Milch kaufen und auf diese E-Mail antworten. Hmm, warum meldet sich Petra eigentlich nicht mehr …« etc. etc. Wenn andere Gedanken plötzlich vorbeiziehen, ist das ganz normal. Lassen Sie sie weiterziehen und kehren Sie immer wieder liebevoll und ruhig zu Ihrer Übung zurück.*
- *Beenden Sie die Atemmeditation, wenn Sie das Gefühl haben, wieder »runtergekommen« zu sein.*

Mit Leichtigkeit durchs Leben gehen

Durch die Reinheit entstehen geistige Klarheit, heiteres Gemüt, Konzentrationsfähigkeit, Kontrolle der Sinne und Eignung für die Selbstverwirklichung.

Yoga Sutra, II. 41

Innere Klarheit ist eine wichtige Voraussetzung für einen besseren Umgang mit Stress und den Abbau von Blockaden, dazu ist nach dem Yoga Sutra eine »Reinigung auf körperlicher und mentaler Ebene« erforderlich. Körperliche Reinigung wird vorrangig mit äußerlicher Hygiene, Fitness und gesunder Ernährung in Verbindung gebracht. Diesem Themenbereich widmen sich die Kapitel 4 und 5.

Mentale Reinigung erfolgt durch Loslassen. Wir klammern uns nicht mehr fest an Dingen und Zielen, die ihre Zeit hatten und uns nicht weiterbringen, uns vielleicht sogar runterziehen. Wir erkennen durch Achtsamkeit, was uns verunreinigt und das zugrunde liegende Muster, um dann bewusst loszulassen. Das vielleicht wichtigste Ziel der Reinigung ist, in einer Leichtigkeit zu leben. Leichtigkeit bedeutet, eine tiefe innere Ruhe und Klarheit zu verspüren. Der Körper fühlt sich leicht und kraftvoll zugleich an, der Geist ist ruhig und willensstark.

Wenn wir aber von Ballast beschwert sind, wird das leichte Laufen unmöglich. Er hängt wie eine schwere Gefängniskugel an unseren Beinen und behindert unsere Weiterentwicklung. Diesen Ballast erfahren wir täglich auf mentaler Ebene, insbesondere durch den Kontakt zu unseren Mitmenschen, bei dem wir oft mit den negativen Emotionen unseres Gegenübers konfrontiert werden. Manchmal reagieren wir unbewusst und impulsiv wie in einem Ping-Pong-Spiel mit Verärgerung, was dann zu noch mehr negativen Emotionen führt. Das kennen wir aus Gesprächen, die gereizt beginnen, sich hochschaukeln und in einem Eklat enden. Es geht nur noch um das Gewinnen, sich durchsetzen und am Ende hat keiner gewonnen, denn keiner fühlt sich wirklich zufrieden.

Aber auch negative Gedanken, die durch Zweifel, Sorgen oder unseren inneren Kritiker entstehen, sind Ballast – sie können keine konstruktive Kraft entfalten. Die Yogis sagen, dass ein innerer Frieden die beste Voraussetzung für einen äußeren Frieden ist. Viele Sprichwörter, wie »Wir ernten, was wir säen« oder »Wie man in den Wald hineinruft, so schallt es heraus«, gehen in dieselbe Richtung. Wenn wir innerlich ruhig sind, strahlen wir das auch aus, und unser Gegenüber wird vielleicht dadurch angesteckt. In der Psychologie ist das als »Mirror-Effekt« bekannt, das heißt, dass unser Gegenüber dazu tendiert, unser Verhalten zu kopieren.

Der Körper signalisiert uns immer, wenn er Ärger verspürt. Achtsamkeit bedeutet, diese Körpersignale frühzeitig wahrzunehmen, damit wir die Möglichkeit haben, uns für einen Ausweg zu entscheiden. Wir können zudem prüfen, was diesen Ärger verursacht hat. Statt ebenfalls gereizt und aggressiv zu reagieren, können wir innehalten und uns bewusst gegen ein Einschwingen auf diese Negativität entscheiden. Wir können stattdessen ein betont offenes Ohr anbieten, damit unser Gegenüber eine Chance erhält, sich wieder zu beruhigen. Wir können uns auf die gemeinsamen Interessen konzentrieren. Das ist praktizierte Herstellung von Verbundenheit im yogischen Sinne. Reagieren wir hingegen im gleichen Maße mit Verärgerung, entsteht sehr schnell eine Kampfsituation, in der es keinen echten Gewinner geben wird. Vielleicht gewinnen wir kurzfristig, müssen dann aber ständig vor einer Revanche auf der Hut sein. Es wäre ein teuer erkämpfter Sieg. Anders ist es, wenn wir einen Kompromiss ausarbeiten, der beiden Interessen dienlich ist, sodass sich keine der Parteien über den Tisch gezogen fühlt, sondern eine Vertrauensbasis entstehen kann. Und durch Vertrauen entsteht Verbundenheit. Das ist zwar oftmals der mühsamere Weg, aber der beständigste und zufriedenstellendste.

OfficeYoga®-Toolbox zum Umgang mit Negativität

Wenn Sie in einer Konfliktsituation oder einem Gespräch wütend werden, sich über jemanden ärgern oder sich verletzt fühlen, halten Sie einen Moment inne und stellen Sie sich die folgenden Fragen, <u>bevor</u> Sie reagieren:

- *Was verursacht meine Negativität? Welche Gedanken und Gefühle stecken dahinter?*
- *Welche Bedeutung hat dieses Gefühl für mich? Was ist daran wertvoll? Will es mich vor etwas schützen? Will es meine Aufmerksamkeit auf etwas lenken?*
- *Was gibt es in dieser Situation zu lernen?*
- *Was kann ich tun, um zur Positivität zurückzukehren? Was würde ich tun, wenn ich jetzt nicht negativ wäre (verärgert, traurig), sondern bewusst positiv (konstruktiv, liebevoll, friedlich)?*

Praxisbeispiel

Anna präsentiert einige Lösungsvorschläge zu aktuellen Problemen und spürt dabei, dass ihr Chef sie die ganze Zeit merkwürdig ansieht. Begeisterung sieht anders aus. Noch bevor sie ihre Ausführungen beenden kann, wird sie von ihm mit der Einschätzung unterbrochen, dass ihre Ideen nichts bringen. Reine Zeitverschwendung. Anna ist entsetzt, verunsichert und gleichzeitig sehr wütend. So geht man doch nicht miteinander um, denkt sie sich. Das lasse ich mit mir nicht machen!

Doch bevor sie zum großen Gegenschlag ausholt, atmet sie erst einmal tief durch. Sie sammelt sich und geht im Geiste schnell einige Fragen durch:

Was genau ärgert sie eigentlich? Anna wurde nicht respektvoll behandelt. Das stört ihr Selbstwertgefühl. Sie fühlt sich kleingemacht, und das vor der großen Gruppe. Dabei ist sie die Einzige, die sich zu den Problemen mal Gedanken gemacht hat.

Welche Bedeutung hat der Ärger in diesem Moment? Anna erkennt, dass sie anscheinend ihre Ideen nicht überzeugend dargelegt hat. Vielleicht war es auch nur der falsche Zeitpunkt oder ihr Chef steht der aktuellen Probleme wegen gerade unter großem Druck und seine Negativität ist nur Ausdruck seiner Hilflosigkeit. Sie ist von ihren Ideen eigentlich überzeugt, allerdings muss sie es wohl anders angehen.

Was kann sie jetzt tun? Sie versucht zu einer konstruktiven Arbeitsebene zurückzukehren und fragt ihren Chef, was an den Ideen machbar und sinnvoll ist, was nicht und warum. Doch seine Antworten sind so wirr und ablehnend, dass sie vorschlägt, dass sie sich vertagen und in einem separaten Meeting neue Ideen entwickeln. Sobald sich ihr Chef wieder beruhigt hat, wird sie ihm die Ideen erneut zusenden. Sie wird schriftlich darlegen, was sie sich dabei gedacht hat, und gleichzeitig anbieten, dass diese Vorschläge gern gemeinsam weiterentwickelt werden können.

Kapitel 2: Seele – Das eigene Potenzial entfalten

Wer bin ich? Was will ich? Wohin will ich?

Was heißt Potenzialentfaltung?

Die alten Lateiner verstanden unter *potentia* so viel wie »Stärke«, »Macht« und unter *potentialis* »nach Vermögen tätig wirkend«. Im heutigen Sprachgebrauch steht das Wort für die grundsätzliche Fähigkeit, ein bestimmtes Ziel zu erreichen, beziehungsweise für einen Zustand, in dem eine bestimmte Möglichkeit noch nicht (voll) ausgeschöpft ist. Aus physikalischer Sicht braucht es zwingendermaßen Energie, damit der Körper die Arbeit tatsächlich verrichten kann. Aus philosophischer Sicht hängt das Potenzial von seiner Wahrscheinlichkeit und den verfügbaren Fähigkeiten ab.

Wenn wir also unser Potenzial voll entfalten möchten, müssen wir die Chancen dafür erhöhen: durch Fähigkeiten, Wissen und innere Haltung. Und wir müssen uns ein Feld mit Energiequellen schaffen: aus Werten, Talenten und Gesundheit. Dabei muss beides im Zusammenspiel geschehen, ganz im Sinne des Grundgedankens, dass die Ebenen des Körpers, des Geistes und der Seele in einen Zustand der

Einheit gebracht werden müssen. Wenn wir gesund leben, aber unsere Talente verkümmern lassen, erfahren wir keine Potenzialentfaltung. Wir sind dann vielleicht fit wie ein Turnschuh, leben jedoch mehr vor uns hin und folgen kaum unseren Talenten und Werten.

Schwierigkeiten haben wir aber auch, wenn wir unser Potenzial zwar kennen und die nötigen Fähigkeiten mitbringen, um es zu entwickeln, aber dafür nicht genügend Energie haben. Dann haben wir vielleicht eine tolle Idee für ein eigenes Unternehmen, stehen jedoch eine hohe Arbeitsbelastung nicht durch, die oft mit den Gründerjahren einhergeht. Alles hängt miteinander zusammen und in einem bestimmten Maße voneinander ab, damit wir wirklich mit ganzer Kraft handeln können.

Sein Potenzial zu entfalten heißt, in Zusammenhängen und Beziehungen zu denken, Probleme aus verschiedenen Blickwinkeln zu betrachten und gemeinsam mit anderen und für andere Lösungen zu erarbeiten. Es heißt, zu begeistern, statt nur zu motivieren, zu vertrauen, statt zu kontrollieren, zu kollaborieren, statt zu konkurrieren, und vor allem aber nach gemeinsamen Interessen zu suchen, statt an eigenen Positionen festzuhalten. Gefragt sind Mitgefühl, Freude, Selbstdisziplin, Hingabe und Verhaftungslosigkeit. Wer so arbeitet, wird sich mit der eigenen Aufgabe und dem Umfeld verbunden fühlen, wird in Resonanz stehen und den eigenen Beitrag für andere erleben können. Es ist diese Verbundenheit, die Glücksforscher als wichtigste Grundlage für echte und nachhaltige Zufriedenheit ansehen.

Ohne Fleiß kein Preis

Die wenigsten Jobs bieten ausschließlich glanzvolle Seiten. Jede Art der Arbeit erfordert eine gewisse Frustrationstoleranz. Der schlimmste Fall ist doch, wenn wir uns – bildlich gesprochen – unseren Büroturm als einen Staubsauger vorstellen, der uns morgens einsaugt, wenn die Büroräume nur noch wie Legebatterien aussehen und wir an unserem Arbeitsplatz in ein Hamsterrad einsteigen und unser Chef, unsere Kollegen, Kunden sowie vielleicht auch wir selbst kräftig daran drehen, bis der Staubsauger uns wieder ausspuckt. Abends landen wir dann völlig erschöpft auf der Couch vor dem Fernseher, um uns in der Werbepause zu fragen, was wir heute eigentlich gemacht haben. Die verbliebene Energie verwenden wir viel zu oft dazu, uns über diese Situation zu ärgern. Wo immer es passt, beklagen wir uns darüber bei Kollegen, Verwandten, Freunden oder sogar Ärzten und Therapeuten.

Dabei wäre es viel sinnvoller, sich mit der Frage zu beschäftigen, wie unser Job aussehen muss, damit wir zufrieden sind und mit unseren Aufgaben wachsen können. Angefangen vielleicht bei der Frage, ob wir eher enge Vorgaben suchen oder uns völlig anweisungsfrei einbringen wollen. Das können wir sicher leicht beantworten, aber wenn es darum geht, wo wir unser eigenes Potenzial sehen, wird die Sache schon komplizierter. Hier brauchen wir oft Hilfestellungen, um uns mit diesem Thema strukturiert auseinanderzusetzen.

Nichts scheint anziehender zu sein, als eine Antwort auf den Sinn des Lebens zu finden, aber genau dieses Bedürfnis nach Orientierung erweist sich in unserer modernen »Zuvielisation« als das große Problem. Wie gelähmt stehen wir vor den vielen Optionen, die uns das Leben offeriert. Angefangen bei den unzähligen Kaffee-Sorten und Kombinationen im To-Go-Shop auf dem Weg ins Büro bis hin zu den wichtigen und unwichtigen Entscheidungen, die wir jeden Tag im Schnelltakt treffen müssen. Die Karriereleiter bietet eine verwirrende Vielfalt an Jobbezeichnungen. Wie sollen wir uns da entscheiden? Welche Karriere ist die richtige? Welcher Schritt hilft mir weiter? Und lohnt sich das Ganze eigentlich für mich?

Gefangen in dieser »Zuvielisation« ist es leicht, vor der Auswahl zu erstarren und sich vom Berufsleben eher treiben zu lassen. Irgendwer wird die Karriere schon richten. Statt dem Leben einen Sinn zu geben, der für uns stimmig ist, suchen wir einfach weiter oder warten ab. Aber früher oder später werden wir die Konsequenzen dieser Erstarrung als lähmend oder sogar schmerzlich empfinden. Dann stecken wir vielleicht in einem Hamsterrad fest, ohne es gemerkt zu haben. Und selbst wenn es für manch einen golden erscheint und noch so glänzt – es bleibt, was es ist: ein Hamsterrad. Vor lauter Drehungen wird uns ganz schwindelig und wir verlieren immer mehr die Orientierung. Bis uns irgendwann das Gefühl beschleicht, dass wir alles ganz anders machen müssen. Vielleicht kommt es dann zu einem radikalen Bruch mit dem aktuellen Leben. Vielleicht versuchen wir das eigene Seelenheil zu finden, indem wir den immer als langweilig empfundenen Job als Pflichterfüller an den Nagel hängen und uns mit der »Mein Ding«-GmbH selbstständig machen. Das kann funktionieren, allerdings lauert auch hier das Hamsterrad an allen Ecken und Enden, insbesondere dann, wenn das »Mein Ding«-Angebot keinen Markt findet und am Ende des hart verdienten Geldes noch sehr viel Monat übrig bleibt.

Ob angestellt oder selbstständig, das Hamsterrad ist der größte Feind der Potenzialentfaltung. Viele Bürokrieger können nicht einmal mehr benennen, was sie in den letzten sechs Monaten erreicht haben und woraus sie eine tiefe Zufriedenheit erfahren haben. Wir rennen mit aller Kraft einer imaginären Karotte hinterher, aber wenn wir sie dann tatsächlich in den Händen halten, schmeckt sie oftmals weit weniger süßlich, als wir einst dachten. Vielleicht sind wir auch zu kaputt, um die Karotte genießen zu können. Oder sie entpuppt sich als Fata Morgana und wir bekommen sie nie zu fassen. In jedem Fall wenden wir übermäßig Energie auf und bezahlen einen hohen Preis. Und warum das ganze Theater?

Aber auch Selbstbestimmung, also ein Leben außerhalb des Hamsterrads, erfordert Disziplin und Ausdauer. Ohne Fleiß kein Preis. Die wichtigste Voraussetzung ist allerdings, dass wir unser Potenzial klarer sehen und wissen, wie wir es entfalten wollen und wohin die Reise gehen soll. Unsere Richtung zu erkennen ist der erste Schritt. Als Nächstes sind Fleiß, Ausdauer und Übung erforderlich, um die erforderlichen Fähigkeiten auszubilden. Dabei werden wir feststellen, dass Fleiß nicht nur anstrengend und mühsam sein muss, sondern auch mit Leichtigkeit verbunden sein kann.

> *Je klarer wir uns über unsere Ziele sind und je stimmiger diese sind, desto mehr sind wir mit dem Teil in uns verbunden, der wahre und anhaltende Zufriedenheit aus seiner Arbeit bezieht. Wir können es auch unser wahres Selbst nennen. Durch diese Verbundenheit kommen wir außerdem einfacher mit Rückschlägen zurecht. Und wenn wir etwas um der Sache willen tun, wird es sich weniger nach »harter Arbeit« anfühlen. Oder mit den Worten von Kant: »Ich kann, weil ich will, was ich muss.«*

Unsere Potenziale mit einem Lebensplan entfalten

Um aus dem Hamsterrad auszusteigen, müssen wir uns intensiver mit unserem Lebensplan und damit mit unserem Potenzial beschäftigen. Nur so legen wir den Grundstein für ein selbstbestimmtes Leben. Wir selbst geben unserem Leben einen Sinn. Legen wir hingegen unser Glück und unsere Zufriedenheit in die Hände derjenigen, die auf unserer Emotionsklaviatur spielen und uns die Karotte in das Hamsterrad hängen, sind wir fremdbestimmt und werden in unserem Arbeitsalltag deutlich weniger Freude und Leichtigkeit erleben. Dann ist Arbeit »Maloche«, ein ständiger Kampf mit unserem Umfeld. Dabei streben wir letztlich einen Gewinn ohne Sinn an, getrieben durch Angst, Gier, Neid und Anerkennungssucht. Was im Umkehrschluss nicht heißen soll, dass sich jeder am Besten selbstständig macht, um sich zu verwirklichen. Es geht vielmehr darum, sich bewusst für eine Sache zu engagieren, im Einklang mit dem eigenen Lebensplan. Was in jeder Position möglich ist, ob als Angestellter, Mitglied in einer Nichtregierungsorganisation, ehrenamtlicher Mitarbeiter und Hausmann oder Hausfrau.

Wenn wir der Ansicht sind, schon immer auf dem falschen Weg gewesen zu sein, mag die Erkenntnis spät kommen – aber besser spät als nie. Manchmal muss man lange auf dem falschen Weg gelaufen sein, um herauszufinden, welches der richtige ist. Die Yogis sagen, dass wir nie zu alt oder zu krank sind, und es nie zu spät ist, um mit Yoga (also auch mit seinem Lebensplan) von vorne anzufangen. Wenn wir uns unser Leben lang den dafür entscheidenden Fragen stellen, bleiben wir in der Selbstbestimmung und prüfen gleichzeitig, ob wir auf dem richtigen Weg sind. Und das darf gerne nach der Rente weitergehen oder auch dann erst beginnen.

Jede Veränderung beziehungsweise Verwandlung beginnt im Bewusstsein. Als Erstes müssen wir also bewusst wissen, warum wir etwas verändern möchten, müssen uns bewusst ein Ziel setzen und bewusst dorthin gelangen. Nur in der bewussten und eigenbestimmten Entscheidung erfahren wir uns und unsere Handlungen erfolgen dann nicht aus einem Reflex heraus. Mit anderen Worten: Wir brauchen niemanden, der uns motiviert. Wir machen es wie Kant.

Das Yoga Sutra beschreibt einen systematischen Weg, der uns bei der Lebensplanung und Potenzialentfaltung hilft: das *Kriya Yoga*. Streng genommen muss man Kriya Yoga mit Yoga der Reinigung übersetzen, aber die dort enthaltenden Thesen lassen sich auch auf die Potenzialentfaltung anwenden. Andersherum kann eine zufriedenstellende Beantwortung der Lebensplanfragen auch eine grundlegende mentale Reinigung zur Folge haben, durch die eine neue Klarheit entsteht. Die drei entscheidenden Fragen für den systematischen Entwicklungsweg lauten:

- Wer bin ich? Durch Ego-befreite Selbstreflexion (*Svadhyaya*)
- Was will ich? Meine wahren Bedürfnisse (*Tapas*)
- Wohin will ich? Durch Hingabe an ein höheres Ziel (*Ishvarapranidhana*)

Die Erstellung eines Lebensplans ist recht komplex, aber es führt kein Weg daran vorbei, wenn wir innerlich wachsen, unser Potenzial entfalten und aus unserer Arbeit eine dauerhafte Zufriedenheit erlangen wollen. Ein Lebensplan verlangt den Mut, sich offen den anstehenden Fragen zu stellen, die Zeit, um zu reifen und zu wachsen, und eine permanente Selbstreflexion, um zu prüfen, ob wir noch auf dem richtigen Weg sind. Es ist ein Prozess, und der einmal erstellte Lebensplan darf sich auch in einen anderen verwandeln, wenn dies angebracht ist.

Der Lebensplan lässt sich gut mit einem Baum vergleichen. Das folgende Bild soll dabei helfen, einen ersten Überblick über das Gesamtbild eines Lebensplans zu schaffen und die Zusammenhänge der drei zentralen Fragen zu verdeutlichen.

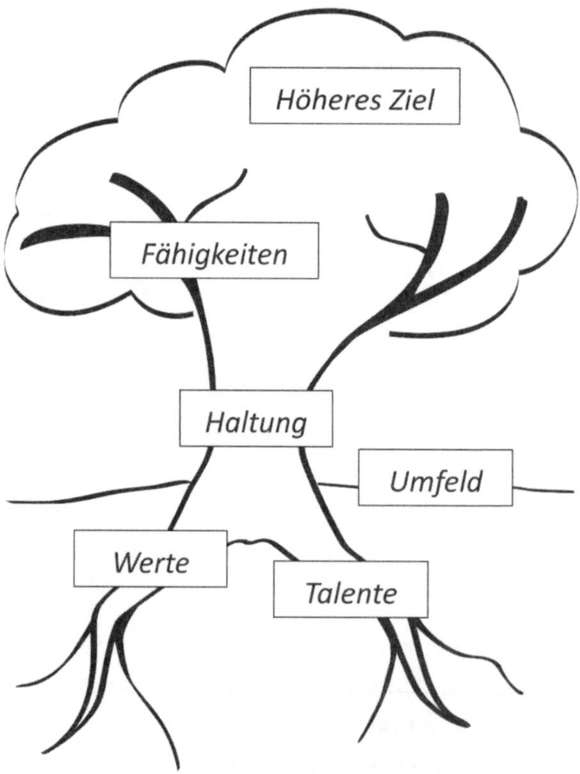

Abbildung 2: Das Gesamtbild – Wie alles miteinander zusammenhängt

- Die Wurzeln des Baumes symbolisieren unsere **Werte und Talente.** Aus ihnen heraus wachsen wir als Mensch. Je klarer unsere Werte und Talente sind und je besser wir beides ausleben, desto stärker werden diese Wurzeln und geben uns eine sehr stabile Bodenhaftung. Werte und Talente sind die stärksten Konstanten unserer Persönlichkeit und helfen bei der Annäherung an die Frage »*Wer bin ich?*«.
- Der Boden ist unser **Umfeld**. Ist er fruchtbar und nährstoffreich, können wir auf gutes Wachstum hoffen. Ist er lieblos und vergiftet, wird sich das auf unser Wachstum negativ auswirken. Ein ideales Umfeld wird wohl Utopie bleiben, aber wir können viel dazu beitragen, unser Umfeld zu optimieren. Dieses Thema ist ein wichtiger Bestandteil der Frage »*Wohin will ich?*«.
- Der Baumstamm symbolisiert unsere **Haltung**. Ist er stark genug für die leichten und starken Stürme? Oder fällt er bei jedem Gegenwind um? Üben wir im Alltag regelmäßig eine starke Haltung, wird der Stamm entsprechend kräftig sein. Die Haltung ist geprägt von diversen Qualitäten: unserem *Umgang mit Stress* (Kapitel 3), unserem *Körperbewusstsein* (Kapitel 4), einer *energiereichen Ernährung* (Kapitel 5) sowie von unserer Antwort auf die Frage »*Was will ich?*«.
- Die vielen Äste, die in die Baumkrone gehen und diese stützen, sind unsere **Fähigkeiten**. Sie helfen uns, unsere *Werte und Talente* auszuleben, was mit einer starken Haltung umso besser gelingt.

  Je mehr Fähigkeiten wir entwickelt haben, desto mehr Äste wird unser Baum haben. Und je besser unsere Fähigkeiten ausgebildet sind, umso stärker werden diese Äste sein. Auch hier gilt es, auf ein Gleichgewicht der Fähigkeiten zu achten: Ein sehr dicker Ast und viele schwache, dünne Äste werden die Baumkrone nicht richten.

- Die Baumkrone steht für unser **höheres Ziel**: »*Wohin will ich?*« Wofür brennen wir innerlich so stark, dass wir unsere Aufgabe auch ohne Bezahlung ausüben würden? Es geht also um die Berufung, der Superlativ von »Beruf«! Auch wenn wir es vielleicht nicht in (einfachen) Worten ausdrücken können, so werden wir es umso besser erkennen, je besser und stabiler unser Unterbau ist.

OfficeYoga®-Toolbox für den Lebensplan

Bevor wir uns in den kommenden Kapiteln den drei zentralen Fragen im Detail widmen, beginnen wir mit einer einfachen Vorbereitung: Zeichnen Sie sich den Baum auf einem großen Blatt ab und füllen Sie dieses Blatt mit Notizen, spontanen Einfällen, Ideen für Veränderungen und allem, was Ihnen sonst in den Sinn kommt oder für Sie wichtig ist.

Wer bin ich? – Die Ego-befreite Selbstreflexion

Beachte das Ego und seine Aktivitäten nicht,
sondern nur das Licht dahinter.
Ramana Maharshi

Für eine Antwort auf die vielschichtige Frage »Wer ich bin?« steht uns oft unser Ego (*Ahamkara*) im Weg. Es sorgt für ein falsches Selbstbild und verhindert eine echte Selbstreflexion. Die Identifizierung mit diesem Ego-Selbst führt dazu, dass wir uns über unseren Besitz, unsere Macht und unsere berufliche und gesellschaftliche Position definieren. Nur allzu gern lassen wir uns in eine bestimmte Rolle drängen und sind vielleicht sogar stolz auf unser Leben als Lehrer, Arzt, Anwalt, Berater oder Banker. Oder wir glauben, dass unser persönliches Glück von einer solchen Rolle abhängt, und sind unzufrieden mit dem Status, den wir haben. Wie kommt das?

Das Ego vergleicht und bewertet permanent und sortiert jede Situation in die Schublade »gut« oder »schlecht«. Es erlaubt uns ein vorübergehendes Wohlbefinden, wenn wir bestimmte Dinge haben, bestimmte Leute kennen, wenn bestimmte Dinge geschehen und so weiter. Maßgeblich für dieses permanente Vergleichen sind unsere unterbewussten Filter, bestehend aus falschen Überzeugungen, Dogmen und Vorurteilen sowie selbstbeschränkenden Glaubenssätzen. Das Ego steuert unser Gefühlsleben, und für die meisten Menschen ist das ganz normal. Wir fühlen uns schlecht, wenn es mit der Beförderung nicht geklappt hat oder die Präsentation nicht den erhofften Erfolg hatte, und machen unser Wohlbefinden und unsere Zufriedenheit auf diese Weise abhängig von äußeren Umständen, die wir zudem oft genug nicht oder nur gering beeinflussen können. Es geht sogar so weit, dass unser Selbstwertgefühl – was wir uns also selbst wert sind – abhängig von unserem Besitz, unserem Ansehen, unserer Macht und unserer Karriere wird.

Unser Ego macht uns entweder klein, zum Beispiel in Person des inneren Kritikers, oder fälschlicherweise groß: durch falschen Stolz, Größenwahn, Arroganz, Hass, Neid, Eifersucht, Ungeduld oder Schadenfreude. Aber selbst wenn wir uns scheinbar groß fühlen, kann uns die Feststellung, dass dieses Gefühl auf dünnem Eis entstanden ist, leiden lassen. Denn dann quält uns die Angst, diesen Zustand oder Status zu verlieren. Wir halten an Dingen fest, die ihre Zeit hatten beziehungsweise nie wirklich wahrhaftig oder reell waren – manchmal sogar bis zur vollständigen Selbstverleugnung. Ego-getriebene Handlungen erkennt man immer sehr leicht an »Mehr, höher, schneller, weiter, größer«-Diktaten ohne zugrunde liegendem höheren Sinn. Ein solches Wachstumsstreben wird uns jedoch nicht das ersehnte Glück bringen, zumal wir in einer ressourcenbegrenzten Welt leben.

Die besten Hinweise, wer wir sind und was wir wirklich wollen, erhalten wir aber nicht durch äußerliche Attribute, sondern durch eine bewusste Reflexion der eigenen Entwicklung. Ein erster wichtiger Schritt ist die Bewusstwerdung der eigenen Talente und Werte sowie die regelmäßige Überprüfung, ob beides noch Bestand hat. Das mag trivial klingen, ist aber tatsächlich schwer umzusetzen, weil uns unser Ego ständig dazwischenfunkt. Manchmal agiert es sehr sichtbar und dominant, manchmal ist es auch leise und dezent, aber immer sehr effektiv und effizient. Es kennt uns sehr gut und weiß meist sehr genau, wie es uns manipulieren kann. Vergessen wir nicht: Unser Ego wird angetrieben von Gier, Neid, Stolz, Ängsten, Blockaden und unserer

Sucht nach Anerkennung. Überlassen wir ihm das Zepter, füttern wir es und entfernen uns gleichzeitig immer mehr von unserem wahren Selbst.

Die Yogis haben erkannt, dass diese falschen Vorstellungen oder Illusionen (*Maya*) unsere Handlungsmotive verschleiern und den klaren Blick darauf verhindern, wer wir wirklich sind und was wir wirklich wollen. Wenn wir aber, wie die Yogis es betrachten, nicht mit unserer Rolle identisch sind, wer ist dann dieses »Ich«? In der Yoga-Philosophie wird das eigene Ich als Dreiklang aus »Existenz, Bewusstsein und Freude« definiert: *Sat – Chit – Ananda*. Auch wenn diese Aussage für den westlichen Kulturkreis recht abstrakt und schwer verständlich erscheint, kann uns die Auseinandersetzung mit dem, was »Existenz, Bewusstsein und Freude« ausmacht, bei der Beantwortung des »Wer bin ich?« eine Hilfestellung sein.

Existenz *(Sat)*

Die Yogis sind überzeugt, dass unser Ich weder mit unserem Beruf, unseren Emotionen, Gedanken noch mit unserem Körper identisch ist. Denn all dies ist leicht veränderlich. Was wir heute über eine Sache oder Person denken und fühlen, kann sich schon im nächsten Moment ändern. Außerdem kann man uns alles Materielle nehmen, und dennoch sind wir weiterhin existent.

Im beruflichen Kontext ist unser wahres »Ich« vielmehr geprägt durch unsere Werte und Talente. Besonders Werte geben unserem Leben einen Sinn und einen Ordnungsrahmen. Die Talente, sofern wir sie entwickeln und ausleben, verleihen die Kraft und den Antrieb, sich in diesem Ordnungsrahmen zu bewegen. Kritisch betrachtet sind sowohl Werte als auch Talente veränderlich, allerdings eher im Sinne einer Weiterentwicklung unseres

Wertesystems und der für die Talente wichtigen Fähigkeiten.

Bewusstsein *(Chit)*
Unser »Bewusstsein« ist stark durch unsere Werte geprägt. Jemand mit einem hohen Gerechtigkeitssinn wird ein menschliches Miteinander verstärkt durch diese Werte-Brille betrachten und beurteilen. Leider will auch unser durch Angst und Gier getriebenes Ego im Alltagsbewusstsein kräftig mitmischen und verhindert so bewusste Handlungen. Wer hat nicht schon bei sich selbst impulsive Reaktionen erlebt und sie anschließend bereut? Deshalb ist es so wichtig, dass wir uns immer wieder unseres eigenen Egos bewusst werden und innehalten, um nachzuspüren, was uns gerade antreibt.

Freude *(Ananda)*
»Freude« erfahren wir im Alltag, wenn wir unsere Talente wirksam einbringen können, unsere Fähigkeiten weiterentwickeln und dazulernen. Auf diese Weise für jemanden oder eine Sache einen wichtigen Beitrag zu leisten, ist eine Quelle der Zufriedenheit. Eine wichtige Voraussetzung hierfür ist, dass wir im Einklang mit unseren Werten leben.

Talente und Werte sind unsere guten Seiten. Zu unserer Persönlichkeit gehören aber auch Schattenseiten: »Ich bin, der ich bin, mit meinen guten und schlechten Seiten.« Unser Schatten trägt meist die Eigenschaften eines Menschen, der wir lieber nicht sein wollen. Solche Schatten verstecken sich in dogmatischen Ansichten oder Vorurteilen (zum Beispiel: »Geld korrumpiert«), beschränkenden Glaubenssätzen (zum Beispiel: »Ich kann nicht frei vor Menschen reden«)

und heftigen Ablehnungen (zum Beispiel: »Ich esse schon aus ethischen Gründen kein Fleisch«). Im Alltag drücken sich Schattenseiten nicht selten durch Selbstsucht, Gier, Aggressionen, Faulheit, Hass und Neid aus. Dennoch: Den Schatten zu verdrängen kann für die Psyche eines Menschen gefährlich werden, wir riskieren, dass er eines Tages übermächtig wird und unser Verhalten dominiert. Verdrängte Schatten führen immer zu Leiden, und es wird umso größer, je länger die Verdrängung andauert.

Für den Büroalltag sind beschränkende Glaubenssätze deshalb von großer Bedeutung, weil sie zu den größten Stressoren gehören. Aber sie sind auflösbar – mit verschiedenen Methoden, mit Geduld und Ausdauer. Ego-befreite Entscheidungen und Handlungen können wir im Alltag immer wieder üben. So können wir uns von Motiven wie Angst, Gier, Neid und Anerkennungssucht befreien und uns auf das konzentrieren, was zum Wohle aller Beteiligten geschehen sollte. Es ist letztlich eine Aufgabe für das ganze Leben mit dem Ziel, die beste Version meines Selbst zu werden.

> *Der yogische Dreiklang aus »Existenz, Bewusstsein und Freude« ist also im Hinblick auf das eigene und wahre Ich eine Aufforderung zur eigenverantwortlichen Gestaltung unseres Selbstbildes. Was in erster Linie voraussetzt, dass wir ergründen, wer wir sind. Eine gute Annäherung für eine Beantwortung dieser Frage sind unsere Werte und Talente. Beides sind Aspekte und Eigenschaften unserer Persönlichkeit, die sich im Leben nur wenig ändern.*

OfficeYoga®-Toolbox: Sich für einen Moment vom Ego befreien

Sie nehmen das Ego ganz besonders dann wahr, wenn der Stresspegel steigt. Die Atmung wird schneller, der Blick wird enger (Tunnelblick) und der Körper verkrampft immer mehr. Sobald Sie sich Ihrer Körpersignale bewusst sind, können Sie die Kontrolle wieder vollständig übernehmen, indem Sie Ihre Atmung verlangsamen und vertiefen.

- *Konzentrieren Sie sich für einige Momente einzig auf Ihre Atmung.*
- *Visualisieren Sie jetzt Ihr Ego als Figur und stellen Sie sich vor, wie sie es ablenken, damit es beschäftigt ist. Wählen sie am besten eine Figur, über die Sie gut lachen können: Das können Comicfiguren sein, die ein aufgeregtes Verhalten an den Tag legen, der Gedankenaffe oder eine eigene Erfindung wie ein zwergenhafter Zirkusdompteur mit übergroßem Kopf und noch größerem pinkfarbenem Hut. Je absurder, desto besser.*
- *Beschäftigen Sie Ihre Ego-Figur mit aufwendigen und gerne auch absurden Detailarbeiten: Geben Sie dem Gedankenaffen eine Banane, sodass er sich in eine Ecke des Käfigs zurückzieht. Beauftragen Sie die Comicfigur damit, auf einer Almwiese jeden Grashalm mit einer Nagelschere auf exakt 2,76 Zentimeter zu kürzen, oder werfen Sie Ihre Ego-Figur mit einem Hubschrauber über dem Ozean ab und lassen Sie sie nach Hause schwimmen. Lassen Sie Ihrer Fantasie dafür freien Lauf. Wichtig ist, dass Sie es sich vor Ihrem inneren Auge vorstellen können.*

- *Atmen Sie weiter ruhig und bewusst und widmen Sie sich dann Ihrer Aufgabe, zum Beispiel einer anstehenden Entscheidung oder den weiteren Übungen zum Lebensplan.*
- *Bewahren Sie Ihre innere Ego-befreite Haltung solange wie möglich. Wenn Sie das Gefühl haben, dass sich Ihr Ego einschleicht, schicken Sie es wieder weg.*
- *Alle anstehenden Aufgaben und Entscheidungen gehen nur Sie etwas an.*
- *Alles, was von Ihnen ausgeht, ist befreit von Angst, Gier, Neid und Anerkennungssucht. Ihre Handlungen und Entscheidungen geschehen zum besten Wohle aller Beteiligten.*

Die eigenen Talente entdecken

Die Yogis sind überzeugt, dass wir mit einzigartigen Talenten auf die Welt gekommen sind, um bestimmte Aufgaben zu übernehmen und zu erfüllen. Für die meisten Menschen ist es recht einfach, die vordergründigsten Talente zu benennen.

Noch eine kurze begriffliche Abgrenzung: Talent und Fähigkeit sind zwei Paar Schuhe. Talente sind unser individuelles Potenzial, bestimmte Fähigkeiten zu erlernen. Und nur über die Fähigkeiten können wir unsere Talente ausleben. Wir haben alle mehrere Talente und für deren Entfaltung benötigen wir jeweils mehrere Fähigkeiten. Wie das Baumbild zeigt, sind gut trainierte Fähigkeiten eine wichtige Voraussetzung, um unser höheres Ziel zu erreichen. Das heißt also, dass wir lebenslang lernen und unsere Fähigkeiten weiterentwickeln müssen, damit wir stets auf dem Stand der Zeit bleiben.

OfficeYoga®-Toolbox: Selbstreflexion zu den eigenen Talenten

Mit den folgenden Fragen können Sie eine Liste Ihrer wichtigsten Talente erstellen. Nehmen Sie sich dafür ausreichend Zeit und schreiben Sie Ihre Gedanken nieder. Es ist empfehlenswert, die Antworten mit Verwandten oder engen Freunden und Bekannten durchzugehen, um ein möglichst rundes Bild zu erhalten.

- *Welche Tätigkeiten mag ich besonders gerne und warum?*
  Beispiel: »Ich liebe es, Zahlen zu analysieren und daraus Erkenntnisse zu gewinnen.« – Mögliche Talente: Denken in komplexen Zusammenhängen, mathematisches Talent, Ursachenforschung
- *Wovon kann ich nicht genug bekommen? Was interessiert mich so sehr, dass ich immer auf dem Laufenden bleiben will?*
- *Weswegen werde ich häufig um Rat gefragt?*
- *Was bewundern andere an mir?*
- *Welche Tätigkeiten gelingen mir mit Leichtigkeit, wo andere sich schwerer tun?*
- *Welchen Beruf beziehungsweise welche Aufgaben würde ich übernehmen, wenn ich dafür kein Geld bekäme und es auch nicht bräuchte?*

Sobald Sie Ihre Liste fertig haben, hinterfragen Sie diese aufrichtig anhand der folgenden Punkte:

- *Wie lebe ich mein Talent aktuell aus und wie zufrieden bin ich damit?*

- *Welche Fähigkeiten möchte ich außerdem entwickeln, um ein bestimmtes Talent noch besser zu leben? Beispiel: Ihr Talent ist es, mit Menschen zu kommunizieren. Fähigkeiten dafür zeigen sich etwa in unterschiedlichen Kommunikationsstrategien, wie gewaltfreie Kommunikation, Verhandlungsführung in schwierigen Situationen oder interkulturelle Zusammenarbeit.*
- *Was kann ich heute, in einer Woche, einem Monat sowie einem Jahr auf den Weg bringen, um mein Talent zu entfalten?*

Das eigene Wertesystem bestimmen

Der vielleicht bedeutendste Aspekt des Lebensplans ist unser Wertesystem. Werte geben unserem Leben einen Sinn. Typische Werte sind Liebe, Sicherheit, Gesundheit, Familie, Erfolg, Geld, Beziehungen. Auch die Yama und Niyama aus der ethischen und moralischen Grundordnung (Kapitel 1) finden sich in den Werten vieler Menschen wieder. Die Qualität, mit der wir unsere Werte im Alltag ausleben, entscheidet zu einem bedeutenden Teil darüber, wie zufrieden wir uns fühlen. Gleichzeitig werden wir verärgert oder verletzt reagieren, wenn jemand (und auch wir selbst!) unsere Werte missachtet oder ausnutzt.

Unsere wahren und gelebten Werte sind ein Kompass für authentische Ziele. Oftmals ergeben sich die Ziele aus den Werten wie von selbst, ohne dass wir lange darüber nachdenken müssen. Viele Entscheidungen werden einfacher und klarer sein, wenn wir sie anhand der eigenen Werte treffen. Unser Wertesystem und das bewusste Achten und Ausleben desselben kann zu unserer täglichen Energietankstelle werden. Wichtig ist auch hier wieder, Avidya, also Nicht-Wissen, zu vermeiden, indem wir Scheinwerte frühzeitig entlarven. Hiermit sind Normen gemeint, die wir entweder übernommen haben oder von denen wir denken, dass sie für uns zwar wichtig, aber nicht existenziell sind.

OfficeYoga®-Toolbox: Meine wichtigsten Werte

Die folgenden Fragen sind eine Hilfestellung, wenn es Ihnen schwerfallen sollte, sich Ihrer Werte bewusst zu werden.

- *Was ist mir in meinem Leben so wichtig (nicht materiell), dass ich ohne dies nicht leben könnte?*
- *Womit/wodurch werde ich tief berührt?*
- *Was lehne ich »ohne Wenn und Aber« ab und gegen welchen Wert wird dabei verstoßen?*
- *Wofür bin ich bereit zu kämpfen und was genau verteidige ich damit?*
- *Was sollten alle Menschen tun, damit die Welt ein besserer Ort wird? Welcher für mich wichtige Wert steckt dahinter?*
- *Was würde ich leidenschaftlich gerne tun, wenn ich keine Angst davor hätte?*
- *Mit welchen Geboten (zum Beispiel Yama/Niyama) kann ich mich leicht anfreunden? Mit welchen nicht und welche Werte stecken dahinter?*

Nehmen Sie sich bitte jetzt ausreichend Zeit und meditieren Sie über Ihre Werte und gehen Sie tiefer:

- *Was bedeutet der Wert für mich persönlich? Warum ist der Wert für mich so wichtig?*

- *Wie will ich diesen Wert leben? Was gebe ich dafür? Was bin ich bereit aufzugeben und wo hat es seine Grenzen?*
- *Wie lebe ich diesen Wert bereits zufriedenstellend beziehungsweise was braucht es noch dafür? Was kann ich jetzt für eine Verbesserung tun?*

Nachdem diese Fragen beantwortet sind, füllen Sie für sich die nachfolgende Tabelle aus. Was Sie jetzt schriftlich festhalten, wird an die Oberfläche geholt und dadurch bewusst gemacht. Versuchen Sie anschließend Ihre Werte in eine Rangordnung zu bringen, der wichtigste Wert steht an erster Stelle. Es wäre gut, wenn Sie sich zum Schluss auf wenige wirklich wichtige Werte konzentrieren. Anhand dieser Aufstellung können Sie im Alltag immer wieder überprüfen, ob Ihre Werte auch Bestand haben. Sie können sie bei Bedarf ergänzen, korrigieren oder ersetzen.

Meine Werte	Warum ist mir dieser Wert wichtig?	Wie will ich diesen Wert beruflich und/ oder privat leben?	Was will ich beruflich und/oder privat dafür noch tun?
Gemeinschaft	• Ein Getragensein fühlen und anderen helfen können • Gedanken- und Erfahrungsaustausch für konstruktives Feedback	• Beruflich: ein unterstützendes Team; Ausgleich aus Geben und Nehmen • Privat: unterschiedliche Freundschaften pflegen, ehrenamtliches Engagement	• Beruflich: ein stabiles Netzwerk pflegen, in dem ich gebraucht werde • Privat: eine ehrenamtliche Tätigkeit finden
Erfolg	• In Selbstbestimmung leben • Tiefe Erfahrungen machen und daran wachsen	• Regelmäßige Fortbildungen besuchen • Inspirierende Menschen treffen • Aufgaben gezielt suchen und selbstbestimmt gestalten • Mich und die Ergebnisse meines Handelns bewusst erleben (permanente Selbstreflexion) • Meine Fähigkeiten weiterentwickeln • Anderen Menschen bei ihrer Entwicklung helfen	• Bewusst Nein sagen • Zeitinseln in meinem Kalender zur Selbstreflexion blockieren • Mit meinem Mentor regelmäßig meinen Weg reflektieren

Was will ich? – Wahre Bedürfnisse

Durch konzentrierte Versenkung auf das Herz
kommt das Verstehen des Bewusstseins.
Aus Intuition kommt alles Wissen.

Yoga Sutra, III. 34–35

In der heutigen »Zuvielisation« mit ihrer äußeren Reizüberflutung geht das Gespür für unsere wahren Bedürfnisse schnell verloren. So wissen wir oftmals recht genau, was wir nicht wollen, aber nicht unbedingt, was wir wollen. Die Frage »Was will ich?« scheint viele von uns zu überfordern – aus unterschiedlichen Gründen.

Manche von uns interessieren sich für alles Mögliche, sie machen gerne viele Dinge (gleichzeitig), jedoch nichts wirklich richtig ausdauernd. Der vielen Eindrücke wegen mag das eine Zeit lang inspirierend sein, nur mangelt es häufig an echten und tiefen Erfahrungen. Andere stellen ihre Bedürfnisse immer hintenan, sei es aus Unsicherheit, falscher Bescheidenheit oder übertriebener Höflichkeit. Sie begeben sich auf ein Spielfeld, auf dem sie leicht ausgenutzt werden. Und schließlich gibt es Menschen, die einfach gern bequem sind und ihre Eigenverantwortung beim Aufstehen im Bett lassen. Sie legen ihr Glück in die Hände anderer.

Für alle drei Charaktere gilt dasselbe: Eine unklare oder fehlende Antwort auf die Frage, was wir eigentlich wollen, endet leicht in Verzettelung. Wir verlieren unsere Kraft in einem unfokussierten und ziellos hin und her mäandernden Lebensalltag und führen ein passives Leben voll Energieverschwendung.

Um sich einer Antwort darauf, was wir wirklich wollen, zu nähern, können wir uns die folgenden Fragen stellen:

- Wo stehe ich heute und fühle ich mich hier richtig?

- Lebe ich im Einklang mit meinen Werten? Fühlt es sich richtig an?
- Handle ich meinen wahren Wünschen und Bedürfnissen entsprechend?

Wahre Bedürfnisse und Wünsche sind immateriell. Geld kann zwar ein Bedürfnis sein, bleibt aber aus yogischer Sicht nur Mittel zum Zweck. Solange es den Ansprüchen des Yama und Niyama genügt, gibt es zwar keinen Grund, warum wir nicht sehr viel Geld verdienen sollten, aber ein solches Eigentum verpflichtet – auch aus Sicht der Yogis. Reichtümer sind, nicht anders als Talente, Geschenke, die wir sinnvoll in die Gesellschaft einbringen sollten. Materielle Werte sollten wir mit großer Umsicht anschaffen. Ein Haus, ein Auto, teure Urlaube, teure Klamotten entpuppen sich schnell als trojanische Pferde.

Je mehr wir an diesen Dingen hängen und je mehr diese zu einer Gewohnheit werden, desto unbeweglicher werden wir dadurch. Klingt zu trivial? Überlegen Sie für einen Moment, wie Sie sich fühlen würden, wenn Ihr Depot morgen nur noch halb so viel wert ist oder Sie ein verlockendes Jobangebot in einer anderen Stadt erhalten, dafür jedoch Ihr teuer gekauftes und liebgewordenes Haus aufgeben müssten. Und auch wenn wir uns mit unserem Geld von der Welt zurückziehen, den Jackpot im Lotto einstreichen, um fortan auf einer einsamen Insel zu leben, so ist das nicht yogisch. Es entspricht keinem wahren Bedürfnis und wird uns nicht glücklich machen.

Ein anderes oft genanntes Bedürfnis ist der Wunsch nach Sicherheit. Auch hier gilt es, zu hinterfragen, woher diese Sehnsucht stammt. Ein sicherer Job, eine sichere Wohngegend, eine stabile Lebenssituation – das Bedürfnis nach Sicherheit birgt immer die Gefahr, den Blick von dem eigenen wahren Potenzial abzulenken. Allzu leicht entwickeln wir eine zu große Komfortzone um uns herum. Jede Art von Veränderung wird dann umso stärker als Bedrohung wahrgenommen. In dieser Geisteshaltung irren wir in einem dichten Nebel aus Sorgen und Ängsten umher und können neue Chancen und Möglichkeiten nicht mehr als solche erkennen.

Wie man sieht, erliegen wir im Alltag nur allzu leicht der Illusion (*Maya*) und richten uns nach Bedürfnissen, die wenig mit unserem Wesenskern zu tun haben. Um hingegen unsere wahren Bedürfnisse zu erkennen, müssen wir uns auf eine Entdeckungsreise durch unsere innere Gefühlswelt begeben – auf die Suche nach unserer Intuition. In Kapitel 1 haben wir die Intuition als Erfahrungswissen kennengelernt. Im Folgenden wird sie als Fähigkeit zur Wahrnehmung von Zuständen und Entwicklungen betrachtet.

Bei der Intuition handelt es sich um permanente Eingaben des Unterbewusstseins, welches bei Entscheidungen immer beteiligt ist. In der Praxis können wir beobachten, dass wir gerne aus dem Bauch heraus entscheiden und dann im Nachhinein Gründe suchen, um unser Bauchgefühl rational zu rechtfertigen. Dank unserer Intuition verfügen wir über eine außergewöhnliche Wahrnehmungsintelligenz und sind in der Lage, Hunderttausende Eindrücke in Millisekunden wahrzunehmen, einzuordnen und eine Entscheidung zu treffen. Unsere Ratio ist meistens mit sehr viel weniger Kriterien völlig überfordert, was man an den Schwierigkeiten bei der Auswahl eines »guten« Telefons, Autos, Kleidungsstücks oder auch nur Gerichts im Restaurant oft genug beobachten kann.

Es ist allerdings nicht immer ratsam, der Intuition blind zu folgen. Optimal ist es, die Signale aus dem Unterbewusstsein bewusst wahrzunehmen und dann dem Geist/Verstand ein Vetorecht einzuräumen beziehungsweise ihm die Entscheidung zu überlassen, wie wir die Eingebung umsetzen. Wichtig ist, dass wir unseren Geist dafür Ego-befreit nutzen!

In einigen Fällen sollten wir allerdings unserem Verstand keine Mitsprache erlauben und unserer Intuition folgen:

- wenn wir unter hohem Zeitdruck entscheiden müssen (zum Beispiel als Börsenhändler oder in akuten Krisensituationen) und
- wenn wir für unsere Entscheidung sehr wenige/keine Informationen haben (zum Beispiel beim Eintritt in ein neues Arbeitsumfeld, bei einem neuen Markt, beim Aufbau eines Unternehmens).

Und auch hier kommt unser Ego ins Spiel: Intuition und Ego mögen sich nicht besonders. Das Ego ist in der Hektik des Alltags bestrebt, die permanenten Hinweise und Signale unserer Intuition zu übertönen, zu verdrängen oder zu ignorieren. Unserem Gefühl zu folgen, würde bedeuten, das Ego zu überstimmen. Aber wie wir bereits gesehen haben, hat unser Ego große Freude daran, unsere Entscheidungen zu beeinflussen, und findet jederzeit »logische« Gründe, warum genau das gerade wichtig und richtig ist. Dabei will es nur ein wenig gestreichelt werden.

Dennoch sollten wir das Ego nicht als bösen kleinen Dämon betrachten, sondern vielmehr freundlich mit den Ego-Reaktionen umgehen. Vielleicht hat es uns ja etwas Wichtiges mitzuteilen. Vielleicht ist da eine Angst, die uns auf bestimmte Risiken hinweisen will. Vielleicht können wir an der Ego-Reaktion auch die Grenzen der Komfortzone klarer erkennen, und wenn wir diese einmal überschritten haben, sind wir uns dessen sehr viel bewusster. Aber vielleicht ist es einfach nur Unsinn und alter Ballast, den wir dann getrost ignorieren können.

Im Alltag geben wir dem Ego unbewusst zu viel Raum, weil wir klare und logische Erklärungen einem unbestimmten Bauchgefühl vorziehen. Aber gerade in dem Unerklärbaren liegt der große Schatz verborgen. Das Problem mit der Intuition ist, dass sie ihre Ergebnisse nicht so klar vermitteln kann. Einige Menschen empfangen Bilder, andere hören tatsächlich Stimmen (wenn Sie dazugehören: Sie sind nicht verrückt!), wieder andere spüren etwas in der Bauch- oder Herzregion oder sie wissen »*es*« schlicht und einfach, ohne »*es*« begründen zu können. Die meisten Menschen aber bemerken die Signale der Intuition ganz und gar nicht, weil sie so leise sind. Dafür können wir unsere Wahrnehmung trainieren und dann auf Empfang gehen, was mit etwas Übung immer leichter fällt.

Selbstverwirklichung meint, seiner Berufung zu folgen, also das zu tun, wofür man Talente und Fähigkeiten besitzt. Es gilt, zu sehen, zu erleben, auszuprobieren, Grenzen zu überwinden und sich dem Leben zu öffnen. Im vollen Bewusstsein, eigene Entscheidungen zu treffen und bereit zu sein, die Konsequenzen zu akzeptieren. Ohne Feedback und ohne sich zu hinterfragen, gibt es keine Impulse zu neuen Handlungen und Veränderungen. Die Intuition ist hierbei ein kompetenter Berater und kann die richtige Orientierung auf dem Weg in die Potenzialentfaltung geben.

> *Haben wir die Signale der Intuition empfangen, sollten wir die mögliche Umsetzung mit unserem Verstand überprüfen. Oftmals lassen sich Ideen nicht einfach mal so realisieren, und es bedarf einiger Planung und einiges Geschicks. Hin und wieder sollte unser Verstand auch Vetorechte besitzen, falls die Ideen zu absurd sind. Man kann leider nie wissen, was einem die Intuition an Signalen schickt. Um aus der Intuition in eine sinnvolle Handlung zu kommen,*

nutzen Sie folgende Faustformel: ***Ich habe einen Körper zum Wahrnehmen, einen Bauch zum Entscheiden und einen Kopf zum Umsetzen.***

OfficeYoga®-Toolbox: Intuition – Wahrnehmung trainieren

- *Nutzen Sie jeden Augenblick, in dem Sie warten und im Grunde nichts tun müssen, um Ihre Umgebung bewusst wahrzunehmen.*
- *Aktivieren Sie alle Sinne und versuchen Sie, nichts zu bewerten.*
- *Fangen Sie mit Ihrem Atem an und kommen Sie zur Ruhe.*
- *Lassen Sie Ihren Blick an dem Ort herumschweifen, egal, ob im Wartezimmer, in der Lobby, U-Bahn etc. Sie können diese Übung auch machen, wenn Sie in einem Meeting nicht so sehr gefordert sind (statt auf dem Smartphone rumzuspielen ...).*
- *Nehmen Sie achtsam wahr, was gerade im Raum passiert: die Gerüche, Ihren Körper, die Körperhaltung der Teilnehmer etc.*

Durch das regelmäßige Training werden Sie immer feinfühliger für Ihre Wahrnehmung, das heißt, Sie können intuitive Eingebungen wie innere Bilder, Gefühle und auch eigene Verspannungen besser erfassen.
Vertrauen Sie immer Ihren ersten Wahrnehmungen.

Intuition – Auf Empfang gehen

- *Suchen Sie sich einen Ort, an dem Sie für die nächsten Minuten ungestört sind. Schaffen Sie sich eine Umgebung, in der Sie sich wohl und sicher fühlen.*
- *Lassen Sie Ihren Geist zur Ruhe kommen, zum Beispiel durch eine Atemmeditation, und befreien Sie sich für einen Moment von Ihrem Ego (siehe Übung auf Seite 60).*
- *Versuchen Sie, alle Verhaftungen und Ängste hinter sich zu lassen, bis Sie nur noch einen angenehmen inneren Frieden spüren.*
- *Konzentrieren Sie sich in dieser Stille auf Ihre Entscheidungssituationen. Stellen Sie sich zum Beispiel die Frage, welcher Zustand jetzt am besten wäre und was geschehen müsste, damit Ihre Entscheidung zum Wohle aller ausfällt.*
- *Es ist sehr wichtig, dass Sie keine Bilder erzwingen und die Signale nicht bewerten, sondern einfach nur wahrnehmen.*

Üben Sie, so oft es geht. Je mehr Sie im Alltag loslassen und unverhaftet handeln, desto einfacher wird der Empfang. Die Meditation dient hierbei als hervorragendes Empfangsinstrument. Ein weiteres Instrument ist der Tagtraum, bei der wir unserer Fantasie völlig freien Lauf lassen. Die Fantasie ist ein unversiegbarer Rohstoff und bietet ein unendliches Spektrum an Handlungswegen. Mit der Rationalität alleine bewegen wir uns selten außerhalb der gewohnten Bahnen. Zudem ist der Tagtraum immer und überall möglich, im Warteraum, beim Spazierengehen, in öffentlichen Verkehrsmitteln, etc.

Tagtraum – Mein optimaler Tag

Machen Sie die vorangegangene Übung, um für die Signale Ihrer Intuition auf Empfang zu gehen. Wenn Sie entspannt sind, begeben Sie sich auf eine Reise durch Ihren optimalen Tag. Es sollte ein ganz normaler Tag sein.

- *Wie und womit würden Sie den Tag beginnen?*
- *Wo befinden Sie sich? Wie fühlen Sie sich?*
- *Welchen Personen würden Sie begegnen und warum? Welche Rolle haben Sie dabei? Welche Rolle haben die anderen Personen und wie reagieren Sie darauf?*
- *Wie würden Sie helfen und wie würde Ihnen geholfen werden?*
- *Welche Qualität haben die Beziehungen?*
- *Was würden Sie an Ihrem optimalen Tag lernen?*
- *Würden Sie vielleicht eine Angst überwinden?*
- *Welche Aufgaben würden Sie beginnen und beenden?*
- *Welche Handlungen würden Ihnen noch in der Zukunft dienen?*
- *Was erleben Sie an diesem Tag in großer Leichtigkeit?*
- *Wofür sind Ihnen andere Menschen heute dankbar?*
- *Welche Entscheidungen treffen Sie und mit welchem Gefühl?*
- *Wie verbringen Sie den Abend? Alleine, in Ihrer Familie oder mit Freunden? Wie klingt der Abend aus?*
- *Wie blicken Sie zurück auf Ihren optimalen Tag? Wie fühlen Sie sich kurz vorm Einschlafen?*

Halten Sie die wichtigsten Eckpunkte schriftlich fest: Welche Werte und Talente nehmen an Ihrem optimalen Tag besonders viel Raum ein? Welche nicht, und warum? Vielleicht sind es gar nicht Ihre wahren Werte, sondern

Eigenschaften, von denen Sie meinen, dass man diese haben müsste. Vielleicht erkennen Sie auch ganz neue Werte und Talente, die Sie zuvor vergessen hatten. Wiederholen Sie die Übung zu einem späteren Zeitpunkt und vergleichen Sie nochmals Ihre »Erlebnisse«.
Wichtig ist, dass die Tagtraumübung für Sie stimmig ist. Manche Menschen sind visuell veranlagt und lassen innere Bilder vor ihrem geistigen Auge entstehen, andere sind eher auditiv und können den Tagtraum als Geschichte entwickeln, die sie sich erzählen. Wieder andere zeichnen lieber oder probieren die Übung mit jemandem gemeinsam. Versuchen Sie bei Bedarf verschiedene Wege.

Wohin will ich? – Mit Leichtigkeit zum Lebensziel

Tue deine Pflicht, denn Handeln ist dem Nichthandeln überlegen.
Bhagavad Gita, 3.8

Wahrscheinlich kennen die wenigsten Menschen ihre wahre Berufung, und ein solches höheres Ziel zu entdecken kann ein langer Weg werden. Aber auch wenn wir keine konkreten Ziele und Visionen für unser Lebensziel besitzen, sollten wir nicht gleich die Flinte ins Korn werfen. Wir können stattdessen die Reise beginnen, indem wir uns fragen: »Wofür lebe ich?«

Wohin die Reise geht, lässt sich manchmal nicht so leicht sagen. Eine erste Richtung geben uns die Situationen vor, in denen wir unsere Talente und Fähigkeiten zur Lösung von Problemen einsetzen können. Situationen, in denen wir im besten Fall aus eigener Kraft handeln und erleben, dass wir mit unseren Handlungen etwas Sinnvolles bewirken. Sei es für eine andere Person oder eine Sache. Diesen Zustand nennen auch die Yogis Selbstwirksamkeit.

Selbstwirksam zu sein bedeutet, dass wir etwas aus uns selbst heraus bewirken und unseren Beitrag erkennen. Wir handeln selbstständig und im Vertrauen, dass wir das Richtige tun und unsere Fähigkeiten richtig einsetzen. Wir sind in der Lage, schwierige Anforderungen aus eigener Kraft zu meistern – was nicht heißen soll, dass wir sie alleine meistern. Wir leben unser Leben aktiv, statt passiv gelebt zu werden.

Für die Yogis ist die Selbstwirksamkeit der Schlüssel zu einem erfüllten und sinnvollen Leben. Sie entscheidet maßgeblich über eine wahre und dauerhafte Zufriedenheit. Nicht selten stehen uns auch hier beschränkende Glaubenssätze, also erlernte und übernommene Überzeugungen, im Weg. Gerade weil diese falschen Überzeugungen unsere Potenzialentfaltung behindern und unsere Haltung im Berufsalltag beeinflussen, widmen wir uns diesem wichtigen Thema intensiver in Kapitel 3.

Der Motor der Selbstwirksamkeit gewinnt Kraft durch:

- **Hingabe zu einer Sache**, weil wir dadurch unserer Motivation den erforderlichen Raum geben.
- **Sich von »Verhaftungen« befreien**, weil wir in der Leichtigkeit unsere Ziele einfacher erreichen.
- **Ein produktives (Arbeits-)Umfeld schaffen**, weil unser Baum nur auf einem fruchtbaren Boden wachsen kann.

Hingabe zu einer Sache

Ergreife eine einzige Idee. Lass Gehirn, Muskeln, Nerven, jeden Teil deines Körpers von dieser Idee erfüllt sein, und kümmere dich um sonst keine. Das führt zum Erfolg.

Swami Vivekananda

Hingabe entsteht durch intrinsische Motivation. Wir brennen sprichwörtlich für etwas, und diese Leidenschaft lässt sich nur schwer unterdrücken. Allerdings fehlt es uns oft an Mut, diesem inneren Feuer den erforderlichen Raum und Ausdruck zu geben. Viele von uns haben verlernt, der inneren Stimme zu folgen. Vor allem dann, wenn wir vor lauter Hamsterrad-Marathons nicht zum Verschnaufen kommen, um innezuhalten und ehrlich zu bilanzieren, ob alles noch stimmig ist. Hier ist erneut wichtig, sich auf das Wesentliche zu konzentrieren. Wahre Hingabe ist wie das Wesentliche befreit von Gier, Neid, Angst und Anerkennungssucht.

Davon überzeugt, dass jeder Mensch mit einzigartigen Fähigkeiten auf diese Welt kommt und ihm eine oder auch mehrere Lebensaufgaben vorherbestimmt sind, ermuntern uns die Yogis, unsere Hingabe zum Wohle unseres Umfelds einzubringen. Mehr noch: Jeder Einzelne müsse stets sein Bestes geben, ausnahmslos in jeder Situation, denn die Gesellschaft hat nicht weniger als das verdient. Um unsere Bestimmung zu erfüllen, ist es erforderlich, die dafür notwendigen Fähigkeiten zu entwickeln. Im Baumbild stehen deshalb die Äste symbolisch auch für die Fähigkeiten, die letztlich die Baumkrone tragen, also unser höheres Lebensziel.

Wer einer guten Sache oder anderen Personen dient (im Sinne von helfen), geht einen Weg der Einheit. Wer sich hingegen ausklinkt, führt eine Trennung herbei. Beispiele dafür sind auch im Büroalltag zu beobachtende Einstellungen wie: »Soll der Kollege doch erst mal machen. Dann überlege ich mir, ob ich ihn dabei unterstütze. Und das auch nur, wenn er macht, was ich sage.« Das bloße Konsumieren oder auch Abwarten schafft ein Umfeld, in dem Zusammenarbeit und Kooperation ausgeschlossen sind. Übersetzt in den Büroalltag heißt das: Der zufriedene und erfolgreiche Büroheld sucht die Kooperation durch eine dienende statt konsumierende Grundhaltung! Dies führt automatisch dazu, dass wir uns mehr Gedanken über den Empfänger machen müssen. Sie ist auch gleichzeitig förderlich, um Beziehungen kooperativ zu gestalten.

- Wie können wir die Person erreichen?
- Sprechen wir die gleiche (Fach-)Sprache?
- Wo steht die Person?
- Welche Interessen und Ängste hat die Person?

Der Weg zum Ergebnis ist dann zweitrangig, solange es dem Ziel dienlich ist. Viele Wege führen nach Rom – das ist bekannt.

Ohne intensives Bemühen gibt es weder Wachstum noch Entwicklung. Ob die Welt durch unseren Einfluss und unser Handeln ein besserer Ort wird, hängt einzig von unseren Taten im Hier und Jetzt ab. Dabei ist nicht ausschlaggebend, ob jemand im Alleingang die Welt verändert oder nur im Kleinen wirksam wird. Beides ist im Yoga gleichwertig. Die Größe einer Tat besteht in dem Beitrag selbst und bemisst sich am jeweiligen Potenzial des Handelnden. Es spielt keine Rolle, ob wir ein Milliardenunternehmen gründen und das Vermögen zum Wohle der Menschheit einsetzen, ob wir die bestmögliche Finanzberatung geben, das optimale Menü zubereiten, uns (ehrenamtlich) um bedürftige Menschen kümmern oder liebevolle Eltern sind. Unsere Bestimmung und unsere Handlungen können also durchaus einfach sein, allerdings müssen sie Bedeutung haben und im Einklang mit unseren Werten und Talenten stehen.

Wir sollten uns bewusst sein, dass alle unsere Handlungen ein Karma schaffen, deren Auswirkungen wir in der Zukunft erfahren werden. Ein guter Grund, mit Intrigen, unmoralischem und unethischem Verhalten, politischen Spielchen und sonstigen negativen, unkooperativen Handlungen aufzuhören oder gar nicht erst anzufangen. Wenn wir im Hier und Jetzt echte Win-win-Situationen schaffen, ist das die Voraussetzung für stabile und von Vertrauen geprägte Beziehungen – zwischen Firmen und zwischen Kollegen.

> *Dabei gibt uns das Leitmotiv der Yogis Orientierung: Ein Yogi lässt die Welt immer ein bisschen besser zurück, als er sie vorgefunden hat. Wer seine Aufgaben erfüllt, erfährt eine tiefe Zufriedenheit und bekommt als »Geschenk« das Glück dazu. Dies kann man sehr oft im ehrenamtlichen Bereich beobachten: Die Menschen erfahren über ihr unentgeltliches Engagement eine große Dankbarkeit und erleben ihre Selbstwirksamkeit im Alltag als Glück.*

OfficeYoga®-Toolbox, um in die Handlung zu kommen

Unsere Handlungen und Nichthandlungen entscheiden maßgeblich darüber, wie wir unser Potenzial und unsere Ziele verwirklichen. Dabei ist Handlung immer der Nichthandlung vorzuziehen.

Mit der folgenden Checkliste können Sie es sich etwas einfacher machen, loszulegen und am Ball zu bleiben:

- *Legen Sie ein Tagesziel oder Motto fest, das Ihrem höheren Ziel dient, und klären Sie für sich, warum das Ziel/Motto so wichtig für Sie ist. Fühlen und verstehen Sie die Motive genau.*
- *Überlegen Sie sich dann drei bis fünf Schritte, um Ihr Tagesziel zu erreichen (zum Beispiel: ein Angebot schreiben, zwei Kunden anrufen, einen Zwischenbericht verfassen und die nächsten Projektschritte ausarbeiten und besprechen).*
- *Bewegen Sie sich immer wieder ein Stück aus Ihrer Komfortzone heraus, zum Beispiel mit einer Aufgabe, die sie nicht mögen oder fürchten (Kaltakquise, einen Vortrag vor einer Gruppe halten oder Ähnliches).*
- *Machen Sie es sich zur Gewohnheit, jeden Tag mindestens fünf Minuten an der Erreichung Ihres höheren Ziels zu arbeiten.*

Sich von »Verhaftungen« befreien

Daher tue ohne Verhaftung stets das, was getan werden muss; denn durch verhaftungsloses Handeln erreicht der Mensch das Höchste.

Bhagavad Gita, 3.19

Verhaftungslosigkeit meint, dass wir nicht versuchen, die Ergebnisse unserer Taten zu erzwingen. Die Gefahr, die mit unserer Leidenschaft verbunden ist, liegt vor allem darin, dass wir uns ein bestimmtes Ergebnis zu sehr wünschen. Das Projekt muss gelingen, der Start-up muss fliegen, der Investor investieren. Vielleicht ist sogar manchmal die Versuchung im Spiel, bestimmte Resultate auf unethische oder unmoralische Weise herbeizuführen. Dann werden Zahlen manipuliert, Pläne geschönt, wird gelogen und betrogen. Damit haben selbst Idealisten Schwierigkeiten. Ideale zu haben ist vollkommen okay. Nicht zuletzt sind das oftmals hohe Werte. Nur wenn Ideale irgendwann zu Dogmen werden, die für alle und jederzeit zu gelten haben, wird das Handeln von hoher Verhaftung geprägt sein.

Verhaftungslos zu bleiben bedeutet hingegen, dass wir stets bereit sind, uns und unser Vorgehen zu ändern. Es schließt die Bereitschaft ein, von nicht zielführenden Wegen abzuweichen und neue Pfade zu betreten, wenn es der Sache dient. Wenn sich zum Beispiel abzeichnet, dass die Zeit noch nicht reif ist für das beste Ergebnis, ist es unsinnig, verbissen auf dem selben Weg voranzuschreiten. Vielmehr sollte man sich neu orientieren und vielleicht das zweitbeste Ergebnis anvisieren.

Verhaftung wird oftmals durch das Streben nach Erfolg verursacht beziehungsweise durch den Drang, eine Niederlage zu vermeiden. Im Yoga gibt es jedoch weder Erfolg noch Niederlage. Eine Niederlage ist nichts weiter als das Ausbleiben eines erwarteten Ereignisses. Im Umkehrschluss ist der Erfolg lediglich das, was auf eine Handlung hin »erfolgt« – im wahrsten Sinne des Wortes. Der englische Terminus »success« geht ebenso wie das französische »succès« auf das lateinische Verb »succedere« zurück, was so viel bedeutet wie »nachfolgen«. Wir können viel lernen, wenn wir weder Niederlage noch Erfolg überbewerten, Rückschläge nicht persönlich nehmen und dem Ego in diesen Situationen keine Macht geben.

Es ist offensichtlich, dass Verhaftung einen großen Freund hat, nämlich unser Ego. Und der Nährstoff ist erneut unsere Angst, eben jene Angst, die zu negativen Handlungen führt und immer dann ins Spiel kommt, wenn wir erkennen, dass unsere Ziele nicht (so einfach) erreichbar sind. Interessanterweise drückt sich Angst im Berufsalltag häufig auch durch Perfektionismus aus und wird dann zur Ego-Falle. Es gibt keine Perfektion, nur das Ego glaubt an Perfektion. Eine Sache mag vielleicht in einem Moment perfekt erscheinen, jedoch ist dieser Moment genauso vergänglich wie die Sache selbst. Eine Sache verliert zudem an Bedeutung, nutzt sich ab etc. Außerdem hat jeder eine andere Meinung, was perfekt ist und was nicht. Ganz gleich, wie sehr sich das Ego auch anstrengen mag, Perfektion bleibt unerreichbar. Wenn dahinter verborgene Ängste vor Zurückweisung, Nichtbeachtung und dergleichen stecken, führt das eher dazu, dass wir uns in unserem Perfektionsdrang regelrecht abarbeiten, ohne auch nur einen Schritt vorwärtszukommen. Willkommen in der selbst gemachten Hamsterrad-Hölle!

Selbstverständlich gibt es auch Menschen, bei denen sich der Perfektionsdrang durch eine besondere Leidenschaft für eine Sache äußert. Dies ist dann zwar intrinsisch motiviert, geht aber dennoch mit der Gefahr einher, dass uns unser Ego ausbremst. Denn in beiden Fällen ist die Gefahr der Verhaftung mit den Ergebnissen unserer Handlungen sehr groß. Unsere Vorstellungen bezüglich der Resultate sind sehr klar und starr, Kompromisse sind für uns dann so wenig verhandelbar wie andere Wege zum Ziel.

Da, wo Verhaftung vorhanden ist, ist unser Ego kräftig am Werk. Es hasst nichts so sehr wie Fehler und Niederlagen. So sehr, dass es Flexibilität in der Handlung und eine ehrliche Selbstreflexion verhindert. Entscheidend ist die Frage, wie wir auf eigene Fehler und die der anderen reagieren. Fehler gehören zum Business, wir haben nur dann eine Chance, aus ihnen zu lernen, wenn wir bewusst und freundlich mit uns und den Fehlern anderer Menschen umgehen.

In einem Miteinander, in dem Fehler nicht toleriert werden, kommt es automatisch zu einer Kultur der Fehlerangst. Auf einem solchen Nährboden werden Fehler geschönt, vertuscht oder anderen Personen in die Schuhe geschoben. Die Suche nach einem Schuldigen führt höchst selten zu einer wirklichen Lösung. Der Schlüssel dazu, dass Fehler offengelegt werden und man an ihnen wachsen kann, ist vielmehr eine von Mitgefühl geprägte Kultur des Umgangs mit sich selbst und mit anderen. Erst die Hilfe und Unterstützung des Umfelds macht es möglich, dass wir uns getragen fühlen dürfen und mit unserem Scherbenhaufen nicht alleine dastehen.

Verhaftungslos zu handeln ist sicher eine der größten Herausforderungen im Berufsalltag. Verhaftungslosigkeit hat nichts mit Gleichgültigkeit zu tun! Es geht vielmehr um Gleichmut (*Vairagya*), oder noch besser um »Gleich-Mood«. Wenn der Verkaufsdruck am höchsten ist, wenn die Diskussion am intensivsten ist, das Projekt auf der Kippe steht oder kurz vor dem Durchbruch, sind wir gut beraten, mental loszulassen, nichts mehr erzwingen zu wollen, nicht verbissen anzukämpfen beziehungsweise zu stolz oder niedergeschlagen zu reagieren. Wenn wir dieses Loslassen im Moment der höchsten Anspannung schaffen und mit »Gleich-Mood« reagieren, sind wir nicht mehr mit Erfolgen oder Rückschlägen identifiziert. Um sich diese befreite Haltung zu bewahren, ist ein selbstreflektierter Umgang mit sich und seinen Ergebnissen unabdingbar. Ein guter Gradmesser dafür ist, die Resonanz mit unserem Umfeld zu erspüren.

> *Die Yogis sagen, dass sich dieselben Lektionen so lange wiederholen, bis sie gelernt wurden. Es gibt so gesehen keine Fehler, sondern nur Lektionen.*

Ein produktives (Arbeits-)Umfeld schaffen

Die Qualität unserer Selbstwirksamkeit hängt sehr stark von unserem Umfeld ab. Auf dem Weg zu unserem höheren Ziel sollten wir stets im Blick behalten, ob wir leicht vorankommen und mit unserem Umfeld verbunden sind. Verliert eine Handlung ihre Leichtigkeit, ist das ein Zeichen, dass der Weg vielleicht nicht der Richtige war.

Um zu erkennen, ob wir auf einem guten Weg oder auf einem Irrweg unterwegs sind, können wir das Resonanzprinzip heranziehen. Es ist ein wichtiger Schlüssel für die Qualität unserer Verbundenheit. Dabei geht es um die Wechselwirkung von Aktion und Reaktion. Was der Volksmund in der Formel zusammenfasst: »Wie man in den Wald hineinruft, so schallt es heraus.«

Wenn wir auf die Resonanz gegenüber unseren Handlungen achten, können wir sehr genau erkennen, ob wir uns *mit* jemandem bewegen (Beispiel 1) oder *gegen* ihn (Beispiel 2).

Beispiel 1: *Die Bereichsleitung sieht in einem bestimmten Thema ein strategisches Potenzial, um das sich jemand hauptverantwortlich kümmern soll. Thomas hätte zwar Freude daran, hat jedoch als Abteilungsleiter genug andere Aufgaben. Daher wählt er Michael dafür aus und erklärt ihm die strategische Bedeutung des Themas. Er bittet ihn zusätzlich darum, die anderen Projekte für diese neue Aufgabe zurückzustellen. Sie diskutieren gemeinsam, wie dieser Schritt bewältigt werden kann.*

Beispiel 2: *Thomas weist seinen Mitarbeiter Michael an, sich zukünftig nur noch um das betreffende Thema zu kümmern und alle anderen Projekte niederzulegen. Auf Rückfrage seines Mitarbeiters reagiert Thomas ungeduldig und mit dem Killerargument, dass dies so mit der Bereichsleitung abgestimmt und bereits entschieden sei.*

Manchmal genügt es, die Kommunikation anzupassen oder die eigentlichen Beweggründe für das eigene Handeln so transparent wie möglich darzustellen. Vielleicht ist die andere Partei durchaus bereit, mitzuwirken. Oder aber wir waren schlicht auf dem Holzweg, ohne es rechtzeitig zu bemerken. In jedem Fall ist fehlende Leichtigkeit ein Signal, die eigenen Handlungen und den eingeschlagenen Weg zu überdenken. Eine Brechstangen-Strategie ist immer eine Methode der Trennung. Auch hier wäre ein kurzfristiger Erfolg ein teuer erkaufter Erfolg: Denn jeder, der sich übervorteilt fühlt, wird sich seinen Teil früher oder später zurückholen. Jeder, der sich durch Anweisungen eingeengt fühlt, wird vielleicht nur noch Dienst nach Vorschrift machen und im Zweifel den Anweisenden auflaufen lassen.

Da wo Menschen zusammenkommen, sind immer unterschiedliche Interessen im Spiel. Die entscheidende Frage ist dabei, ob wir in der Lage sind, die verschiedenen Belange unter einen Hut zu bringen, damit wir uns gemeinsam bewegen. Kooperative Lösungen bedingen ein ausgeglichenes Verhältnis aus Geben und Nehmen. Nur dann fließt die erforderliche Energie für den Fortschritt und die Weiterentwicklung. In einem von interner Konkurrenz und Intrigen vergifteten Umfeld kommt es hingegen zum Stillstand. Das permanente Gegeneinander entfaltet keine Kraft, und das Ergebnis ist für alle dauerhaft frustrierend. Eine solche Kultur wird zu einem Energieräuber. Es darf ernsthaft hinterfragt werden, ob Unternehmenschefs, die ein solches Umfeld erschaffen oder auch nur dulden, in der richtigen Position sind. Auch, weil es in einem solchen Spiel nur einen großen Gewinner gibt: die Konkurrenz. Vor allem dann, wenn sie es besser weiß und eine kooperative Kultur lebt.

Es gehört zur Verantwortung der Führungskräfte, das Umfeld und die Kultur zu managen. Das schließt einen freundlichen Umgang mit Fehlern und Ängsten ein. Beides ist leicht zu erreichen, durch konstruktives und wertschätzendes Feedback. Wir müssen es nur konsequent tun! Das heißt, nicht darauf zu warten, dass andere es tun, sondern selbst damit beginnen.

> *Tun Sie selbst den ersten Schritt! Vermeiden Sie jede Mitwirkung an politischen Spielchen und versuchen Sie, eine kooperative und dienende Grundhaltung in Ihr Leben zu integrieren. Ein idealer Zustand wird unerreichbar bleiben, aber wir können viel für ein Optimum tun. Nur auf einem guten Boden und mit einem guten Gärtner gedeihen Pflanzen optimal.*

OfficeYoga®-Toolbox für ein optimales Umfeld

Nehmen Sie sich einen Moment Zeit, um Ihr Umfeld zu hinterfragen. Gehen Sie mit der entsprechenden Übung auf die Empfangsfrequenz für Ihre Intuition.

- *Wie sieht ein optimales Umfeld für Ihre Arbeit aus? Wie würde Ihr Büro aussehen?*
- *Wie würden Sie mit anderen Menschen zusammenarbeiten?*
- *Wie würden sich Ihre Kollegen, Ihr Chef und Ihre Kunden in diesem optimalen Umfeld verhalten?*

Schreiben oder zeichnen Sie alles so genau wie möglich auf.

Nehmen Sie jetzt die Signale Ihrer Intuition und überdenken Sie, was in Ihrer Macht steht, um Ihr aktuelles Umfeld zu optimieren.

Die folgenden Beispiele sind dafür eine Anregung:

- *Schaffen Sie sich einen inspirierenden und effizien-*

ten Arbeitsplatz, zum Beispiel durch einen stets aufgeräumten Schreibtisch, Pflanzen zum Wohlfühlen, gute Bücher in Reichweite, inspirierende Bilder an der Wand oder Fotos Ihrer Familie in einem sehr schönen Rahmen.

- *Wenn Sie kreativ und konzeptionell arbeiten wollen, wechseln Sie die Umgebung, zum Beispiel in das Café eines Museums, auf eine schöne Parkbank oder eine Terrasse am See.*
- *Sie können Kollegen, Führungskräfte, firmeninterne Auftraggeber sowie Kunden um ein ehrliches und konstruktives Feedback bitten, an dem Sie wachsen und lernen können.*
- *Suchen Sie sich einen Mentor oder Coach, um für Sie bestimmte und wichtige Ziele zu erreichen.*
- *Als Führungskraft sollten Sie regelmäßig überprüfen, ob Sie immer ein offenes Ohr für Ihre Mitarbeiter haben und ob alle ihre Ziele kennen und verstehen.*
- *Laden Sie Ihr Team zu einer Besprechung ohne Agenda in einem Park ein. Fragen Sie einfach mal, was alle so bewegt, und lassen Sie sich überraschen, welche Themen hochkommen.*

Kapitel 3: Geist – Mentale Stärke entwickeln

Mit Stress und Glaubenssätzen souverän umgehen

Kraftquelle Energie

Um unsere Ziele zu verwirklichen und mit Stress und Glaubenssätzen souverän umgehen zu können, brauchen wir in erster Linie Energie. Wenn wir stark unter Stress leiden, fehlt uns diese Energie und wir machen schnell schlapp. Ohne Energie ist alles nichts. Aber was ist das eigentlich, diese Energie?

Eine allgemeingültige Definition des Energiebegriffs ist schwer zu finden. Neben der physikalischen ist für Bürohelden vor allem die philosophische Erklärung hilfreich. Aristoteles beispielsweise beschreibt Energie als eine Form der verwirklichenden Kraft, abgeleitet aus dem Wortursprung *energeia* für »Wirksamkeit«.

Im Yoga gibt es zwei Konzepte, die uns die Wirkungszusammenhänge von Energie und Geist erklären:

- *Prana* – eine im Atem enthaltene subtile Energieform, die alles Leben ermöglicht
- *Trigunas* – drei energetische Eigenschaften, die im Menschen gleichzeitig wirken und großen Einfluss auf unse-

ren mentalen und körperlichen Zustand und somit auf unsere Handlungen haben.

Prana – Lebenskraft durch richtiges Atmen

Der Atem ist das Wesentliche im Yoga,
da er das Wesentliche im Leben ist.
Und im Yoga geht es um das Leben.
T. Krishnamacharya

Die Atmung ist eines der mächtigsten Instrumente, das wir körperlich nutzen können. Die Yogis sind davon überzeugt, dass der Atem Körper und Geist verbindet. Wenn wir unsere Atmung kontrollieren können, können wir auch unseren Geist kontrollieren.

Die Atmung spiegelt unseren mentalen Zustand: Wir atmen flach bei Ärger, Angst und Stress und tief und ruhig bei Gemütszuständen wie Liebe, Entspannung und Zufriedenheit. Verspüren wir innere Unruhe oder Stress, hilft es oft schon, lange bewusst und ruhig auszuatmen. »Erst einmal durchatmen«, heißt es im Volksmund.

Interessanterweise gibt es in vielen Kulturen zu nahezu allen Zeiten ein Pendant zum Prana, zum Beispiel das Chi in China, Huna in ozeanischen Kulturen oder Ka im alten Ägypten. Allen ist gemeinsam, dass die alten Weisen hierunter eine universelle, Leben einhauchende Kraft verstanden haben. Prana ist ein feiner Stoff, der über den Sauerstoff aufgenommen wird, jedoch nicht mit der Luft gleichzusetzen ist. Ob es diesen Stoff gibt oder nicht, ist bisher nicht nachgewiesen. Für unsere Zwecke genügt es, wenn wir Prana als wichtigen Bestandteil der Atmung und als Lebensenergie begreifen, die wir durch korrekte Atmung positiv beeinflussen können. Physiologisch versorgen wir unseren Organismus mit Nährstoffen und Sauerstoff, aus dem die Zellen dann Energie herstellen. Dafür ist die Bauchatmung optimal. Was bei Kindern ganz selbstverständlich ist, verwandelt sich bei Erwachsenen oftmals in eine Brustatmung, die flacher und weniger entspannend ist.

Wir haben immer unterschiedlich viel Prana, und auch unser Energielevel unterscheidet sich von Tag zu Tag. Wenn wir beispielsweise bei Präsentationen oder Vorträgen von unserem Thema überzeugt sind, strahlen wir das auch aus. Heftiges Lampenfieber oder Nervosität wirken hingegen wie ein Erstickungsprogramm mit unangenehmen Folgen: Die Stimme stockt, der Körper verkrampft und der Geist geht auf Stand-by. Es ist daher nicht verwunderlich, dass Schauspieler bei Lampenfieber regelmäßig Atemübungen machen, um sich zu beruhigen und zu sammeln. Für die Yogis spielt die korrekte Atmung durch gezielte Atemtechniken (*Pranayama*) eine zentrale Rolle für die Verbindung von Körper und Geist. Richtiges Atmen ist vor allem bewusstes und ruhiges Atmen. Dafür braucht es eine aufrechte Körperhaltung, wie wir noch in Kapitel 4 sehen werden.

OfficeYoga®-Toolbox: Atemtechniken

Nehmen Sie eine bequeme Position Ihrer Wahl ein und sorgen Sie dafür, dass Sie die nächsten 5 Minuten ungestört bleiben.

- *Schließen Sie die Augen. Beobachten Sie für einige Atemzüge lediglich Ihren Atem, ohne ihn zu bewerten oder verändern zu wollen. Entspannen Sie mit jeder*

Ausatmung nacheinander Ihre Gesichtsmuskeln, Ihren Unterkiefer und Ihre Schultern.

- 4-4-4-4-Technik:
  Atmen Sie jetzt für vier *Zähler ein (zählen Sie während der Atmung von 1 bis 4), halten Sie den Atem für* vier *Zähler an, atmen Sie für* vier *Zähler aus, halten Sie den Atem wieder für* vier *Zähler an. Beginnen Sie von vorne und machen Sie die Übung dreimal.*
- 4-4-6-4-Technik:
  Danach atmen Sie für vier *Zähler ein, halten für* vier *Zähler den Atem an und atmen für* sechs *Zähler vollständig aus (Lunge völlig leer) und halten wieder für* vier *Zähler. Wiederholen Sie auch diese Übung dreimal.*
  Konzentrieren Sie sich auf eine gleichmäßige Atmung und auf die Zählung.

Variation: Gehmeditation mit Atembewusstsein

- *Wählen Sie einen Ort, an dem Sie sich gern aufhalten, am besten im Freien: einen Park, ein Waldstück oder eine ruhige Straße.*
- *Laufen Sie mit langsamen Schritten und richten Sie dabei den Blick auf den Boden vor Ihren Füßen, in etwa anderthalb Metern Entfernung. Konzentrieren Sie sich jetzt auf die Synchronisierung der Atmung mit Ihren Schritten.*
- *Atmen Sie für drei langsame Schritte ein, halten Sie die Atmung für drei Schritte an, atmen Sie für drei Schritte aus und halten Sie den Atem für drei Schritte an. Beginnen Sie von vorne, so oft, wie es für Sie angenehm ist.*

- *Wenn Ihnen diese Übung leichtfällt, variieren Sie, indem Sie doppelt so lange ausatmen, also hier sechs Schritte.*
- *Konzentrieren Sie sich nur auf Ihre Atmung und Ihre Schritte.*
- *Und Vorsicht vor Spaziergängern, die blind auf ihr Smartphone schauen – diese sind gerade nicht so bewusst unterwegs wie Sie …*

Trigunas – Die Zustände des Geistes

Energie hat einen entscheidenden Einfluss auf unseren Geist. Die Yogis haben dies mit den Trigunas veranschaulicht. Es gibt demnach drei energetische Eigenschaften, die im Menschen gleichzeitig wirken und großen Einfluss auf unseren mentalen Zustand und somit letztlich auch auf unsere Handlungen haben. Das Konzept der Trigunas hilft uns, unsere Gedanken und unser Verhalten zu erkennen und einzuordnen. Die drei grundlegenden Qualitäten sind:

- *Tamas*: müde, depressiv, träge
- *Rajas*: neugierig, leidenschaftlich, aktiv
- *Sattva*: gelassen, zufrieden, wunschlos glücklich

Meist ist einer dieser Zustände dominierend, aber sie wirken stets alle drei gleichzeitig in uns, in unterschiedlichen Gewichtungen. Sie bestimmen unser Verhalten, Temperament und unsere geistige und körperliche Verfassung. Führungskräfte sind in der Regel eher Rajas-dominiert. Bei Menschen, die einen Hang zu Drogen und Alkohol haben, überwiegt meist Tamas. Sattva-dominierte Menschen findet man vor allem unter Geistlichen und Weisen, also nahezu nie im Büro, und dennoch bemühen wir uns gerade dort um diese innere Ruhe und Gelassenheit.

Und tatsächlich haben wir es selbst in der Hand. Wir können die Trigunas auf geistiger und körperlicher Ebene beeinflussen:

- Auf körperlicher Ebene: durch Bewegung (siehe Kapitel 4) sowie eine werthaltige und energiereiche Ernährung (Kapitel 5)
- Auf geistiger Ebene: durch die Auseinandersetzung mit unseren Energiequellen und Energieräubern. Nicht selten werden Tamas-Reaktionen durch Energieräuber provoziert, zum Beispiel wenn wir der Negativität eines Kollegen/Kunden ausgesetzt sind.

Praxisbeispiel

Thomas macht Feierabend. Heute Morgen hat er sich fest vorgenommen, zum Sport zu gehen, aber jetzt strömen Tamas-Gedanken durch seinen Kopf. Eigentlich freut er sich auf ein kühles Bier auf der Couch. Nur noch abschalten. Und überhaupt, wo kommt denn plötzlich dieses kleine Ziehen im Oberschenkel her? Womöglich ist es angeraten, Bewegung zu vermeiden? Aber wenn er andererseits an sein Vorhaben denkt und sich seinen Bauch anschaut … Schließlich sagt er sich, dass er ja zur Not das Training früher beenden kann, und überstimmt seinen inneren Schweinehund. Im Fitnessstudio läuft es ganz gut, der Phantomschmerz im Knie ist verschwunden, und die Dame auf dem Nachbarlaufband ist auch ganz nett – nur etwas schneller als er. Nun mischt sich Rajas mit dem Vorschlag ein, heute das Tempo ein wenig zu steigern. Und dann vielleicht noch ein wenig Hanteltraining für die Oberarme? Und vielleicht auch noch Brust? Nach dem Training kommt Thomas erschöpft und zufrieden nach

Hause. Er fühlt sich toll. Der Stress des Tages ist wie weggeblasen. Wohlig streckt er sich auf der Couch aus und Sattva meldet sich: »Danke, das war schön. Ich brauche nichts mehr.«

OfficeYoga®-Toolbox zum Aufspüren von Energiequellen und Energieräubern

Gehen Sie der Frage nach, was oder wer Ihnen Kraft gibt und was oder wer Ihnen Ihre Kraft raubt. Überprüfen Sie dahingehend Ihr privates und berufliches Umfeld:

- *Menschen: Familie, Freunde, Nachbarn oder Kollegen*
- *Finanzen: Verhältnis von Einnahmen und Kosten, Rücklagen(-aufbau) für zu finanzierende Projekte, Träume etc.*
- *Arbeits- und Lebensumfeld: Wohnraum, Wohnort, Arbeitsort und -umgebung*
- *Aktivitäten: Routinen, Rituale, Aufgaben oder Hobbys*
- *Selbstbild: innere Zweifel, Zukunftssorgen/-hoffnung, Festklammern, Ziele, bestärkende und beschränkende Glaubenssätze*

Stress – warum eigentlich?

Wer selbst keinen inneren Frieden kennt,
wird ihn auch in der Begegnung mit anderen
Menschen nicht finden.
Dalai Lama

Stress macht den Körper, den Geist und die Seele krank – bei allen Menschen auf allen Hierarchiestufen, und es ist paradox zu sehen, dass in der Arbeitswelt dennoch so wenig unternommen wird, um hier gegenzusteuern. Ein gesunder Umgang mit Stress ist eine der größten Herausforderungen für Bürohelden.

Dabei stammen unsere Stressreaktionen wortwörtlich aus der Steinzeit, als wir noch als Jäger in der Wildnis unterwegs waren. Wenn unsere Urahnen plötzlich mit einem Säbelzahntiger konfrontiert wurden, war der Alarmzustand des Körpers überlebenswichtig und die Frage hieß lediglich: Angriff oder Flucht? Für den Bürokrieger sind so begrenzte Handlungsoptionen wenig hilfreich. Sie können sogar sehr karriereschädigend sein, wenn man sie allzu wörtlich nimmt und in seinem Chef einen Säbelzahntiger sieht.

Aber Stress ist nicht immer schlecht. Es kommt vielmehr darauf an, welche Macht wir ihm geben. Die wissenschaftlichen Erkenntnisse der letzten Jahrzehnte haben gezeigt, dass wir durch unterbewusste Wahrnehmungsfilter entscheiden, ob Stress uns guttut oder nicht. Man unterscheidet zwischen Eustress und Disstress: Der eine beflügelt, der andere lähmt. Für jemanden, der seine Aufgaben gern vor sich herschiebt und erst in letzter Minute zu Hochform aufläuft, kann Zeitdruck sehr produktiv sein. Frei nach dem Zitat von Mark Twain: »Gäbe es die letzte Minute nicht, so würde niemals etwas fertig.« Für andere ist Zeitdruck so beängstigend, dass sie vor der Aufgabe erstarren wie das Reh auf der Landstraße, das in die Scheinwerfer des herannahenden Autos blickt.

Aber gerade diese negative Form des Stresses hat dramatisch zugenommen und ist zu einer ernsten Gesundheitsbedrohung geworden. Die Weltgesundheitsorganisation (WHO) bezeichnet den Disstress (im Folgenden mit Stress gleichgesetzt) als eines der dringendsten Probleme der westlichen Wirtschafts- und Arbeitswelt. Die stetige Zunahme von stressbedingten Krankheiten, insbesondere Depressionen, Angstattacken und Schlafstörungen, ist mehr als alarmierend. Die Bandbreite reicht von kurzfristigen oder anhaltenden Stressphasen bis zum körperlichen und seelischen Zusammenbruch. Der Zusammenhang zwischen psychischem Stress und physischen Krankheiten ist mehrfach belegt.

Die Anzahl der Stressoren, also Faktoren, die negativen Stress auslösen, hat sich dramatisch erhöht. Dazu gehören vor allem Zeitdruck, Erwartungsdruck, mangelnde Anerkennung, ein belastendes Arbeitsumfeld, permanente Unterbrechungen der Arbeit, schädliche Umweltreize wie Lärm und Verschmutzung und nicht zuletzt die mediale Reizüberflutung. Aber unser Arbeitsleben wird auch negativ beeinflusst durch »Energievampire«, die ihren Psychomüll bei uns abladen, durch zu viel Alkohol, schlechte und energiearme Nahrung, durch Schuldgefühle (gerade bei berufstätigen Eltern häufig zu beobachten) und den permanenten Versuch des Multitaskings. In der Folge achten immer weniger Menschen auf ihre Grundbedürfnisse, wie ausreichenden Schlaf, regelmäßige Bewegung und energiereiche Nahrung, genügend Pausen und erholsame Entspannung sowie die Pflege von echten sozialen Kontakten.

Wie Körper, Geist und Seele leiden

Körper

Schon kurzfristig erlebter Stress wirkt sich auf unseren Körper schädigend aus. Dies spüren wir nach der Arbeit in Form von Nacken- und Rückenschmerzen. Hält dieser Zustand länger an, entstehen daraus dauerhafte und schmerzhafte Verspannungen. Der Körper nimmt eine Schonhaltung ein, wodurch die Muskeln noch mehr verkrampfen und die Körperhaltung aus dem Gleichgewicht gerät. Zu dem Beschwerdespektrum von anhaltendem Stress gehören außerdem Ohrensausen oder sogar ein Hörsturz, Sodbrennen und Reizdarm sowie eine Verschlimmerung von Hauterkrankungen.

Geist

Die Ausschüttung von Stresshormonen versetzt den Geist in einen Alarmzustand, bei dem bestimmte Areale des Gehirns nahezu vollständig ausgeschaltet werden. Beurteilungsvermögen, Konzentrations- und Lernfähigkeit sind erheblich vermindert. Eine starke innere Unruhe sorgt für eine erhöhte Reizbarkeit, für unkontrollierte Wutausbrüche oder sogar körperliche Gewalt. Gleichzeitig führt das Ausgebranntsein zu zunehmender Gleichgültigkeit und Resignation gegenüber Neuem und der Umwelt.

Gestresste Menschen treffen immer schlechte Entscheidungen. Sie sind keine Partner für Verhandlungen oder Kooperationsgespräche.

Seele

Hier liegt die wahrscheinlich größte und am meisten unterschätzte Gefahr, denn die seelischen Schäden von

Stress stellen sich langsam und schleichend ein. Wir ignorieren zu oft die Belastungen und glauben, dass wir damit gut umgehen können. Das Resultat sind Erschöpfungs- oder Angstzustände, denen wir nicht so leicht mit Entspannungstechniken entgegenwirken können wie auf körperlicher und geistiger Ebene. Wenn wir diese Symptome zu lange ignorieren oder übersehen, kann es scheinbar schlagartig zu einem Kollaps unseres seelischen Systems kommen. Man wacht auf und traut sich plötzlich nicht mehr aus dem Haus oder sieht überhaupt keinen Sinn mehr darin aufzustehen. Durch Burn-out geschädigte Menschen fühlen sich oft nutzlos, müde und lustlos – eben ausgebrannt wie eine kaputte Glühbirne. Diese Formen der Depression sind ein Nährboden für Süchte (Alkohol, Tabletten, Drogen).

Wenn unsere Seele so leidet, sind wir aus yogischer Sicht beruflich und/oder privat auf dem Holzweg: mit unserem Lebensstil, unseren Aufgaben und unserer Haltung. Der Körper hat dies schon lange vorher signalisiert, aber wir haben die Signale bewusst oder unbewusst übersehen und sind im Hamsterrad weitergerannt. Und irgendwann, wenn Geist und Körper nicht mehr können, kapituliert auch die erschöpfte Seele. Dann hilft nur noch eine psychologisch betreute Therapie.

Wenn wir uns hingegen auf unsere Werte und Talente konzentrieren (siehe Kapitel 2), tun wir viel dafür, solche Erschöpfungszustände zu vermeiden. Wir erinnern uns: Unsere Werte und Talente sind wie Wurzeln, die uns Halt geben und selbst Raum zum Ausleben brauchen.

Mit Stress umgehen

Aber wer oder was entscheidet nun darüber, ob wir Stress als positiv oder negativ erleben? Das Yoga Sutra sagt dazu, dass es »da draußen« keinen Stress gibt, und nichts »da draußen« Stress verursacht. Stress entsteht und existiert nur in unserem Kopf. Das liegt vor allem daran, dass wir die Welt nie so sehen, wie sie wirklich ist. Wir sehen sie vielmehr durch einen Schleier (*Maya*), zusammengesetzt aus unseren Vorerfahrungen, Glaubenssätzen und anderen Überzeugungen. Vor diesem Hintergrund interpretieren wir alle äußeren Faktoren und beeinflussen damit unser Stressempfinden.

Praxisbeispiel

Thomas hat seine Präsentation total in den Sand gesetzt. Diese Erfahrung kann er jetzt als persönliche Niederlage abspeichern und sich mit Gedanken zermürben wie: »Ich bin halt nicht gut genug. Ich kann nicht vor Leuten reden. Das war schon immer so und wird auch so bleiben!« Oder er kann sich sagen: »Schade, dass es schiefgegangen ist. Ich hole mir von allen ein Feedback und nutze die nächste Gelegenheit, es besser zu machen!«

Wie wir eine Erfahrung oder auch einen Fehler verarbeiten, liegt also bei uns. Das sollten wir uns in jedem einzelnen Erfahrungsmoment bewusst machen. Nur wir selbst können unsere inneren Überzeugungen beeinflussen und gegebenenfalls verändern. Damit entscheiden wir auch darüber, ob wir ein als negativ empfundenes Ereignis weiterhin als belastend oder aber als lehrreich und förderlich erleben.

Der Schlüssel hierfür ist unsere innere Haltung. Eine ausgeglichene Haltung, die Stress positiv erlebt und mit negativem Stress gesund umgeht, setzt zwei Dinge voraus:

- Eine verbesserte körperliche Wahrnehmung, insbesondere von Atmung und Körperverspannungen → kurzfristiger Umgang mit Stress,
- einen konstruktiven und reflektierten Umgang mit Blockaden und beschränkenden Glaubenssätzen → mittelfristiger Umgang mit Stress.

Beides können wir durch Yoga lernen und entwickeln. Was nicht heißt, dass wir keinen Stress mehr erleben werden, aber Yoga kann uns dabei helfen, Stressoren frühzeitig zu erkennen und souveräner mit ihnen umzugehen. Und wie schon gesagt, die besten Hinweise auf Stressoren liefert uns unsere Atmung. Ist sie flach und schnell, hat das Spiel längst begonnen, und ruckzuck sind wir im »Angriff oder Flucht?«-Muster. Das einzig wirksame Gegenmittel heißt: Entspannung, also erst einmal »runterkommen«. Das ist trainierbar und unfassbar einfach. Drei Schritte genügen:

1. die bewusste Stress-Wahrnehmung,
2. die Distanz zu unseren spontanen Impulsen,
3. die Bauchatmung.

Hierbei gilt – quasi als Naturgesetz: Auf jede Anspannung muss zwangsläufig eine Entspannung folgen, auf jedes Einatmen (Anspannung) die Ausatmung (Entspannung). *Denn Anspannung und Entspannung können nie gleichzeitig existieren.*

OfficeYoga®-Toolbox: Notfall-Programm gegen Stress

Mit den folgenden Schritten bewahren Sie einen kühlen Kopf, um kurzfristig wieder »runterzukommen«, zum Beispiel wenn Sie in einem hitzigen Gespräch mit einer Provokation konfrontiert werden, wenn Ihnen ein Kollege furchtbar auf die Nerven geht oder Sie eine E-Mail erhalten, die Sie sprichwörtlich die Wände hochklettern lässt:

- *Halten Sie für einen Moment inne!*
- *Machen Sie sich klar, dass eine spontane Reaktion ein Fehler sein könnte – und einen Fehler können Sie auch morgen noch machen!*
- *Registrieren Sie Ihren Ärger und Ihre Wut, ohne zu reagieren. Nehmen Sie nur wahr und bewerten Sie nichts.*
- *Atmen Sie bewusst ruhig und gleichmäßig. Konzentrieren Sie sich für eine tiefe Ein- und Ausatmung nur auf Ihren Atem – egal, was Ihr Gegenüber gerade tut oder sagt.*
- *Stellen Sie sich in diesem Moment eine oder mehrere der nachstehenden Fragen und vertrauen Sie auf Ihren ersten spontanen Impuls:*
  - *Was verursacht den inneren Stress?*
  - *Warum gebe ich diesem Stressor so viel Macht?*
  - *Worauf kommt es in dieser Situation wirklich an? Was ist das Wesentliche? (Wir erinnern uns: Das Wesentliche ist immer Ego-befreit, das heißt frei von Gier, Neid, Angst und Anerkennungssucht.)*
  - *Wie würde eine Lösung zum Wohle aller aussehen?*

Praxisbeispiele

Beispiel 1: *Thomas sitzt in einem Meeting mit mehreren Kollegen und muss in Kürze seine Ergebnisse präsentieren. Er spürt, wie sein Lampenfieber immer größer wird. Er legt eine Hand auf seinen Bauch und atmet bewusst und ruhig. Er weiß, dass Angst und Entspannung nicht gleichzeitig existieren können. Also entspannt er sich, mit jedem Atemzug mehr. Das Lampenfieber hat ihn nicht mehr im Griff, sondern er kontrolliert es, denn er weiß, dass er gut vorbereitet und kompetent ist.*

Beispiel 2: *Michaela präsentiert ihrem Chef eine Analyse, an der sie Tag und Nacht gearbeitet hat. Ihr Chef stimmt in den meisten Punkten nicht mit ihr überein und gibt ihr ein negatives Feedback. Michaela ist verärgert und gerät zunehmend in eine abwehrende Haltung. Sie wird rot, ihr Nacken verspannt sich, ihre Atmung wird flach und ihre Argumentation ist kaum noch überzeugend. In dieser Situation hat sie die Wahl: Sie kann sich furchtbar aufregen und ihren Chef noch stärker in die Gegenwehr treiben oder sie kann versuchen, sich zu entspannen. Sie kann die Reaktion persönlich nehmen oder die Kritik ihres Gegenübers auf die Analyse beziehen. Sich einen Moment zu entspannen und auf den eigenen Atem zu konzentrieren, entschärft die Situation. Sobald sie entspannt genug ist, kann Michaela erst einmal zuhören und dann ihre Sicht der Dinge darlegen. Sachlich und unaufgeregt, denn sie weiß, dass sie nur so einen konstruktiven Dialog führen kann. Vielleicht hat ihr Chef in einigen Punkten ja sogar recht. Vielleicht sieht er ihre Argumente sogar in einem anderen Licht und sie können die Analyse gemeinsam optimieren.*

So wenig wie Anspannung und Entspannung gleichzeitig existieren können, so wenig können es Stress und Konzentration. Wenn wir uns gestresst fühlen, sind wir unkonzentriert und zerstreut. Umso stärker, je mehr wir unter Stress leiden und uns ausgelaugt fühlen. Im Yoga unterscheiden wir vier Stufen, die auf dem Weg zurück zum Flow ein hilfreiches theoretisches Modell sein können:

- Erste Stufe (*Mudha*): unklar, verwirrt, deprimiert
- Zweite Stufe (*Kshipta*): zerstreut, abgelenkt
- Dritte Stufe (*Ekagrata*): gesammelt, konzentriert
- Vierte Stufe (*Nirodah*): einpünktig, versunkene Konzentration (Neudeutsch: der Flow)

In Stufe eins und zwei fehlt die Konzentration. Ängste, Wut, Zweifel und andere destruktive Gedanken dominieren. In einem solchen mentalen Zustand sind Produktivität und sinnvolle Entscheidungen nahezu ausgeschlossen. Wenn wir so arbeiten, dann voll und ganz im unproduktiven Hamsterrad-Modus. Hier hilft nur noch eines: loslassen und etwas anderes machen, um sich mental zu reinigen. Für das »Wieder-Runterkommen« ist Bewegung hilfreich. Wir können zum Beispiel im Treppenhaus die Treppen rauf und runter laufen oder eine der Übungen aus Kapitel 4 machen. Wichtig ist, dass wir die Arbeit unterbrechen und für eine gewisse Dauer etwas anderes tun.

Wirklich produktives Arbeiten ist erst ab der dritten Stufe möglich. Selbst wenn uns auch hier noch Sorgen oder Blockaden im Wege stehen können: Wir haben ein klareres Bild von dem Ergebnis und eine gewisse Vorstellung davon, wie wir es erreichen wollen. Ein entspannter Geist ist in dieser Stufe umso wichtiger, denn nur so können wir kreativ werden. Dafür kann entscheidend sein, dass wir uns ein geeignetes Umfeld schaffen. Der eine braucht sehr viel Ruhe, der andere etwas Abwechslung zum eigenen Schreibtisch. Meist muss man sich hier etwas ausprobieren, um für sich die richtige Atmosphäre zu finden.

In der vierten Stufe, im Flow, vergessen wir die Zeit und den Ort um uns herum. Wir sind tief in unsere Aufgabe versunken und erwachen erst, wenn wir fertig sind. Manchmal scheint es, als würden wir in diesen Momenten von unserem Unterbewusstsein gelenkt. Jeder Schritt ist von einer vollkommenen Klarheit durchdrungen.

In der heutigen Arbeitswelt mag die dritte und vierte Stufe als fernes Paradies erscheinen. Aber eine konzentrierte Grundhaltung zu erlangen und zu bewahren, ist trainierbar – zum Beispiel durch Meditation. Durch sie werden bestimmte Hirnareale, die für die Beurteilungs- und Konzentrationsfähigkeit zuständig sind, effektiv gefördert. Meditation versetzt uns in die Lage, die unterschiedlichen Stressoren sehr schnell und sehr klar wahrzunehmen. Wir können sie emotional differenzierter beurteilen und dann gelassener und souveräner mit ihnen umgehen.

Geheimwaffe Meditation

Wird das Bewusstsein
in den Zustand des Nicht-Wanderns gebracht,
kommt die Selbsterkenntnis.
Yoga Sutra, IV.22

Eine regelmäßige Meditationspraxis ist wahrscheinlich eine der effektivsten Methoden, um mit Stress positiv umzugehen. Worum es dabei eigentlich geht, zeigt uns ein Blick auf die etymologische Bedeutung des Wortes: Meditation von *medi*, »zur Mitte« oder »das rechte Maß«. Mit Meditation können wir unsere innere Mitte finden und bewahren, wir ruhen in uns selbst und stehen in unserer Kraft. Zugleich trainieren wir unsere Wahrnehmungs- und Konzentrationsfähigkeit und lernen wieder etwas, dass uns im Wirbelstrom der »Zuvielisation« leicht verloren geht: die Konzentration auf das Jetzt. Denn im Hier und Jetzt ist es, wo alles geschieht und sich entscheidet. Wie wichtig die Kraft des Jetzt ist, sehen wir zum Beispiel bei Musikern oder Tänzern. Der Musiker kann nur im Jetzt den richtigen Ton treffen, der Tänzer nur im Jetzt im Rhythmus sein. Sind sie unkonzentriert und durch Zukunftsgedanken abgelenkt, verspielen oder vertanzen sie sich.

Mit etwas Übung und regelmäßiger Meditationspraxis können wir im Alltag agieren wie ein Tänzer oder Musiker auf der Bühne: ruhig und konzentriert. Das kann selbst dann gelingen, wenn um uns herum Hektik und Unordnung herrschen und damit blinder Aktionismus regiert. Aus der Mitte der eigenen Kraft heraus und durch eine geschulte Wahrnehmung können wir das Wesentliche einer Sache erkennen und zu unseren Impulsen auf Distanz gehen. Dadurch sind wir in der Lage, Entscheidungssituationen freier und klarer zu erfassen, statt wild und unüberlegt zu reagieren wie ein schießwütiger Cowboy.

In den letzten Jahrzehnten konnte die Stress- und Hirnforschung die positive Wirkung der Meditation auch wissenschaftlich belegen. Schon eine zwanzigminütige Praxis an vier Tagen in der Woche zeigt eine erstaunliche Wirkung: Sie verbessert die Stimmungslage, die Gedächtnisleistung sowie die Beurteilungs- und Konzentrationsfähigkeit, sie mindert Angstgefühle und Müdigkeit. Eine regelmäßige Meditation verändert die Hirnareale für die vorgenannten Eigenschaften. Man spricht in diesem Zusammenhang auch von Neuroplastizität, also der Fähigkeit, das Gehirn gezielt umzustrukturieren beziehungsweise umzuprogrammieren.

Die Hirnforschung konnte nachweisen, dass sich insbesondere die Regionen im Gehirn verändern, die für das Langzeitgedächtnis, die Selbstwahrnehmung, unsere Emotionen sowie die Empathie gegenüber Menschen zuständig sind. Es sind genau die Regionen, auf die sich chronischer Stress negativ auswirkt.

> *Ein wichtiges Ziel der Meditation ist also, unsere Wahrnehmungsfähigkeit zu stärken sowie innere Ruhe und Klarheit zu gewinnen und zu bewahren. Wir wollen geistig klarer und gereinigter aus der Meditation herauskommen. Nur so können wir vermeiden, dass uns unser Ego wie ein Autopilot durch den Alltag steuert. Um die Vorteile der Meditation zu erleben und zu nutzen, braucht es Übung, Übung und Übung. Um zu beginnen, ist es ratsam, mit der folgenden Basismethode eine neue Gewohnheit zu entwickeln.*

OfficeYoga®-Toolbox: Basisausrüstung Meditation

Wo? *Schaffen Sie sich einen angenehmen Ort, an dem Sie ungestört sind. Ob Sie sich mit Kerzen umgeben, vor einem kleinen Altar sitzen oder an Ihrem Schreibtisch, ist nicht relevant. Wichtig ist, dass Sie sich an Ihrem Ort wohl und sicher fühlen. Mit etwas Übung können Sie die Basismediation auch außerhalb dieses Ortes ausprobieren: auf dem Weg zur Arbeit, im Flugzeug, in der Bahn, in öffentlichen Verkehrsmitteln, im Auto (sofern Sie nicht selbst fahren) und auch am Arbeitsplatz.*

Wann? *Gute Zeiten für eine Meditation sind der Morgen nach dem Aufstehen, um den Fokus für den weiteren Tag festzulegen, und/oder der Abend vor dem Einschlafen, um die Ruhe für die Nacht zu finden.*

Wie lange? *Anfangs ist es empfehlenswert, mindestens viermal die Woche (noch besser täglich) 5 bis 10 Minuten zu meditieren. Danach können Sie Ihre Meditationszeit Woche für Woche steigern, aber auch das müssen Sie selbst ausprobieren und entscheiden. Für die Dauer der Meditation gibt es keine Normvorgabe. Gehen Sie vor allem geduldig mit sich um. Manchmal reichen schon 5 Minuten aus, um sich geistig zu entspannen, andere Male braucht es länger oder Sie wollen diesen Zustand einfach länger genießen.*

Sollte es mit der Meditation gar nicht klappen, dann unterbrechen Sie diese und versuchen es später erneut.

Und wie?

- *Wenn es Ihnen hilft, lassen Sie im Hintergrund eine ruhige Musik laufen.*
- *Kommen Sie in einer bequemen Sitzposition zur Ruhe. Schließen Sie die Augen.*

- *Atmen Sie ruhig und gleichmäßig durch die Nase. Entspannen Sie nacheinander Unterkiefer, Schultern und Nacken.*
- *Beobachten Sie, wie sich Ihre Bauchdecke bei der Einatmung ausdehnt und bei der Ausatmung absenkt.*
- *Beurteilen Sie nichts. Alles ist genau richtig, wie es ist. Nehmen Sie nur wahr.*
- *Sie werden nicht verhindern können, dass Ihre Gedanken abschweifen. Setzen sie störende Gedanken einfach in ein Taxi und lassen Sie sie davonfahren. Kehren Sie mit Ihrer Aufmerksamkeit immer wieder zu Ihrer Atmung zurück.*
- *Lassen Sie sich am Ende der Meditationszeit von einer Uhr oder einem Wecker sanft zurückholen.*

Morgenmeditation – Einen Fokus für den Tag finden

- *Beginnen Sie mit der Basismeditation, bis Sie einen angenehmen Zustand der inneren Ruhe erreicht haben.*
- *Richten Sie dann Ihre Aufmerksamkeit auf den heutigen Tag und lassen Sie bei den nachfolgenden Fragen innere Bilder und/oder Gefühle aufkommen, ohne diese zu bewerten. Versuchen Sie einfach, alles nur bewusst wahrzunehmen.*
- ***Umfeld**: Was ist heute Ihr optimales Umfeld? Welchen Personen möchten Sie heute begegnen?*
- ***Sie selbst:** Was ist heute das Wesentliche für Sie selbst? Mit welcher inneren Haltung möchten Sie in den Tag starten? Was gibt Ihnen heute innere Ruhe und Kraft?*
- ***Optimales Ergebnis:** Wie möchten Sie sich heute*

Abend fühlen? Worauf möchten Sie am Ende des Tages zurückblicken?

- ***Vorbereitung:*** *Sind Sie gut vorbereitet? Was können Sie für eine gute Vorbereitung tun? Benötigen Sie Unterstützung? Wie können Sie diese optimalerweise erhalten?*

Abendmeditation – Tagesrückblick

- *Beginnen Sie mit der Basismeditation, bis Sie einen angenehmen Zustand der inneren Ruhe erreicht haben.*
- *Richten Sie dann Ihre Aufmerksamkeit auf den Tag, der hinter Ihnen liegt, und lassen Sie bei den nachfolgenden Fragen innere Bilder und/oder Gefühle aufkommen, ohne diese zu bewerten. Versuchen Sie einfach, alles nur bewusst wahrzunehmen.*
- ***Umfeld:*** *Welchen Personen sind Sie heute begegnet? Wer hat Ihnen Kraft und Inspiration gegeben? Wer nicht – und warum haben Sie dies so empfunden?*
- ***Sie selbst:*** *Mit welcher inneren Haltung haben Sie heute agiert? Wie haben Sie sich dabei gefühlt?*
- ***Erfahrungen:*** *Was haben Sie heute für sich gelernt? Was möchten Sie davon behalten? Was gehört nicht zu Ihnen?*

Visualisierungsmeditation – Ereignisse oder Entscheidungen optimal vorbereiten

- *Beginnen Sie mit der Basismeditation, bis Sie einen angenehmen Zustand der inneren Ruhe erreicht haben.*
- *Richten Sie dann Ihre Aufmerksamkeit auf ein bevorstehendes Ereignis. Stellen Sie sich das Ereignis wie*

auf einer inneren Leinwand so genau wie möglich vor. Und ganz wichtig: Stellen Sie sich das Ergebnis so vor, dass es optimal für Sie wäre!

- *Lassen Sie bei den nachfolgenden Fragen innere Bilder und/oder Gefühle aufkommen, ohne diese zu bewerten. Versuchen Sie einfach, alles nur bewusst wahrzunehmen.*
- ***Umfeld:*** *Welche Personen werden anwesend sein? Wo wird das Ereignis stattfinden? Wie sieht es dort aus?*
- ***Sie selbst:*** *Welche Rolle haben Sie in Ihrem Bild? Mit welcher inneren Haltung agieren Sie optimal?*
- ***Optimales Ergebnis:*** *Geschieht alles zum besten Wohle aller Beteiligten? Was können Sie dafür auf Ihrem Bild anpassen?*
- ***Vorbereitung:*** *Sind Sie bereits jetzt optimal vorbereitet? Was können Sie dafür tun? Benötigen Sie Unterstützung? Wie können Sie diese optimalerweise erhalten?*

Stress ist nicht gleich Stress. Der Mensch braucht ein gewisses Maß an Stress, jedoch nur in Form eines beflügelnden Drucks.
Das Bewusstsein für unsere Energie und eine regelmäßige Meditationspraxis helfen uns, eine bessere Stressresilienz zu entwickeln. Das schafft uns den nötigen Freiraum, um unsere Lebensfragen anzugehen und unser Potenzial immer besser zu entfalten. Wenn Stress zu einer dauerhaften Belastung wird, sind wir verpflichtet, sofort zu handeln. Wir schulden es unserem Körper, unserem Geist und unserer Seele und damit unserer körperlichen und mentalen Gesundheit!

Die Macht der Glaubenssätze

Jede unserer Einstellungen kann uns Probleme bereiten oder dazu beitragen, dass wir glücklicher werden.

Yoga Sutra, I. 5

Glaubenssätze sind keine Wahrheitssätze

Glaubenssätze heißen im Yoga *Samskara*. Es sind Gedankenmuster mit maßgeblicher Wirkung auf unser Alltagsverhalten. Sie haben ihren Ursprung in vergangenen Handlungen und Eindrücken, die Spuren in unserem Unterbewusstsein hinterlassen haben. Aus dem, was wir erlebt haben, was andere über uns sagen oder unser Ego uns einflüstert, bilden wir innere »Grundsätze«, die beeinflussen, was wir denken und fühlen und vor allem, was wir für möglich halten und uns zutrauen. Wie wir auf Veränderungen, neue Ideen, Chancen oder Krisen reagieren, hängt sehr von unseren Glaubenssätzen ab. Sie können uns sehr wirkungsvoll beschränken.

Bei dem einen äußern sie sich durch eine innere Stimme, bei anderen durch ein beklemmendes Gefühl oder sogar Angstattacken. Wir glauben gerne alles, was uns kleinmacht, und halten uns für zu unwichtig, zu dick, zu alt, zu wenig geschickt, zu wenig gebildet, zu dumm. Wir glauben, dass wir alles unter Kontrolle haben müssen, dass wir Erfolg haben müssen, dass wir uns anpassen müssen oder vorsichtig sein. Im Vergleich dazu sind alle anderen besser, schneller, schöner, glücklicher. Männer sind Schweine, Frauen wollen bloß einen reichen Mann, Politiker sind alles Betrüger, das Leben ist ein Kampf, Geld verdirbt den Charakter und so weiter und so fort.

An den genannten Beispielen lässt sich sehr gut erkennen, dass solche Glaubenssätze letztlich nur Interpretationen und Verallgemeinerungen sind. Wir haben sie aus früheren Erfahrungen (eigenen oder fremden), individuellen Theorien und Scheinweisheiten übernommen. Je mehr gleichartige Erfahrungen wir machen, desto stärker werden diese Glaubenssätze. Sie wirken tief im Unterbewusstsein, welches – vergleichbar mit einem Wahrnehmungsfilter – in Millisekunden Tausende von Eindrücken erfasst und in Schubladen sortiert. Meist heißt der Sortierschlüssel »Lust« versus »Angst«. Die Sortierung hilft uns, Gefahren frühzeitig zu erkennen und blitzschnell zu reagieren. Glaubenssätze sind also eine Art handlungsleitendes Modell, um automatisch reagieren zu können – ein Autopilot für die Reise durch den Alltag. Deswegen sind Glaubenssätze per se nichts Schlechtes, wohl aber, wenn sie uns in unserer Entwicklung beschränken. Und darum geht es hier!

Wie auch immer unsere Reaktion aussehen mag, falsche Überzeugungen verursachen negativen Stress und behindern unsere Entwicklung. Vor allem in Konfliktsituationen oder an entscheidenden Wendepunkten im beruflichen Leben stehen sie uns erheblich im Weg. Aber gerade deshalb sind sie ein wichtiger Schlüssel zur Entfaltung unserer Potenziale. Wenn uns der Glaube an die eigene Kraft fehlt, an die richtige Entscheidung, wenn uns der Mut fehlt, die eigene Meinung entschieden zu vertreten oder zum Beispiel ein angemessenes Gehalt oder Honorar zu fordern – dann können und sollten wir etwas dagegen unternehmen. Wir sollten verhindern, dass Glaubenssätze zu selbsterfüllenden Prophezeiungen und somit zu scheinbaren »Wahrheitssätzen« werden. Eine wichtige Voraussetzung für die Entfaltung unseres Potenzials ist also die Überwindung von beschränkenden Glaubenssätzen.

Praxisbeispiel

In einem Unternehmen wurde die Position der Teamleitung ausgeschrieben. Anna ist eine engagierte Mitarbeiterin. Sie hat sich auf ihrem Arbeitsgebiet ein großes Fachwissen angeeignet, und wird von den Kollegen geschätzt. Im Hinblick auf die Team-Leitungsstelle ist Anna überzeugt, dass sie »nicht zur Führung geboren wurde«. Was sie nicht weiß: Die meisten Kollegen würden ihr das durchaus zutrauen. Sie bewirbt sich nicht. Auch dann nicht, als sie angesprochen wird, ob sie sich dafür interessieren würde. »Nein, zur Führung bin ich nicht geboren«, wiederholt sie mantra-artig auf jede Nachfrage. Schade, dass sie diese Erfahrung nicht machen wird.

Anders macht es Simone. Sie hat zwar denselben Glaubenssatz wie Anna, bewirbt sich aber dennoch. Das Vorstellungsgespräch läuft nicht gut, und die Stelle wird mit jemand anderem besetzt. Simone ist nun umso überzeugter, dass sie mit ihrer Selbsteinschätzung recht hatte. Da ihre Zweifel bestätigt wurden, verfestigt sich ihr Glaubenssatz.

Frank erhält die Stelle als Teamleiter. Es ist seine erste große Herausforderung im Berufsleben. Er will alles richtig machen und stürzt sich in die Arbeit. Mit hohen Ambitionen will er das Team ganz neu ausrichten. Er hat unzählige Ideen, wie ab sofort alles besser werden kann. Sein Chef beäugt seinen Elan und seine Veränderungsenergie argwöhnisch. Seine Mitarbeiter wissen auch nicht so recht, was das Theater soll. Nach und nach macht sich Widerstand breit. Frank kämpft unermüdlich an allen Fronten und ignoriert dabei sein Umfeld – bis man ihm schließlich nahelegt, sich »anders zu orientieren«. Frank betrachtet sich als gescheitert und sagt sich: »Nie wieder eine Teamleitung!«

Glaubenssätze entkräften

Im Falle einer Störung und sorgenvoller Gedanken sollte man seine Aufmerksamkeit fest auf ihr Gegenteil richten.

Yoga Sutra, II. 33

Viele Menschen sind sich gar nicht bewusst, wie viel Macht sie über ihr Leben haben und wie mächtig Gedanken sind. Unsere Realität erschaffen wir zu einem wesentlichen Teil selbst. Wir werden, was wir denken. In vielen Traditionen ist diese Erkenntnis tief verankert.

Was wir uns nicht zutrauen oder nicht für möglich halten, werden wir auch nicht in Angriff nehmen und damit nicht in Erfahrungen bringen können, was davon möglich ist. Geben wir unseren Blockaden an dieser Stelle nach, geben wir immer auch ein wichtiges Stück Eigenverantwortung aus den Händen.

In den allermeisten Fällen lassen sich Glaubenssätze auf unsere wesentlichen Grundbedürfnisse zurückführen. An irgendeiner Stelle fehlt das Gleichgewicht. Sie werden von einem gefühlten (oder besser: angenommenen) Mangelzustand verursacht: durch vermeintliche Defizite in puncto Leistung und Selbstwirksamkeit, Anerkennung und Zugehörigkeit oder Sicherheit und Liebe. Aber ein Glaubenssatz ist nur ein Produkt unseres Geistes und hat keine sichere Realität im Außen. Wir haben die Macht, unser Denken, Fühlen und unser Verhalten zu ändern!

Jede falsche Überzeugung ist im Grunde eine Chance, sich weiterzuentwickeln und über sich hinauszuwachsen. Sie erinnert uns daran, dass es einen Bereich gibt, um den wir uns verstärkt kümmern müssen. Wenn wir uns erlauben, unsere Glaubenssätze, Ängste und Blockaden zu überwinden, eröffnen sich ganz neue Möglichkeiten und wir erfahren eine viel höhere Lebensqualität.

Aber Vorsicht: Ängste und Blockaden wird man nicht dadurch los, dass man sich einredet, sie seien unbegründet und unsinnig! Denk-, Gefühls- und körperliche Reaktionsmuster sind aneinander gekoppelt. Deshalb ist der rein kognitive Versuch, Glaubenssätze aufzulösen, kein probates Mittel. Wir müssen uns schon auf Ursachensuche begeben, unsere lähmenden Muster entdecken und ihnen mit Bewusstheit entgegentreten. Wir brauchen Kraft, Ausdauer, Geduld und das Vertrauen in den eigenen Mut. Die emotionale Ebene (Gefühle, Einstellungen, Haltungen) muss genauso einbezogen werden wie die körperliche (Bewegung, Körperhaltung und Körperbeherrschung). Das heißt natürlich nicht, dass wir mit dem folgenden Lösungsansatz jedem psychischen Problem ganz ohne therapeutische Hilfe beikommen können. Aber gegen die vielen kleinen Einschränkungen, die wir uns durch unsere Glaubenssätze auferlegen, können wir sehr viel aus eigener Kraft tun.

Allerdings müssen wir es dann mal wieder mit einem potenten Bodyguard aufnehmen: unserem Ego. Es »liebt« alles, was mit Ängsten, Blockaden und beschränkenden Glaubenssätzen zu tun hat. Und ist ein Meister darin, uns immer wieder neu davon zu überzeugen, sodass wir bloß nicht vom Glauben abfallen. Er hat diese Muster ja schließlich erschaffen. Unsere Ängste bieten einen wunderbaren Nährboden für Horrorszenarien, Schuldzuweisungen und Neidvorstellungen. Das eigene Ego in die Spurensuche einbeziehen zu wollen wäre in etwa so, als würde der Dieb der Polizei bei seiner eigenen Ergreifung helfen. Stattdessen müssen wir unserem Ego beweisen, dass es auch anders geht. Wir müssen es mal wieder ausschalten und einer anderen Instanz die Führung überlassen: unserer Intuition. Wenn wir uns die

Formel »Wir haben einen Körper zum Wahrnehmen, einen Bauch zum Fühlen und Entscheiden und einen Kopf zum Umsetzen« in Erinnerung rufen, haben wir bereits den ersten Schritt getan. Nur wenn wir neue Erfahrungen von Selbstwirksamkeit, Gestaltungskraft und Entdeckungsfreude am eigenen Körper und unter Aktivierung emotionaler Zentren machen, können diese Erfahrungen auch nachhaltig in unseren Handlungen verankert werden. Mit dem folgenden Schema können wir lähmende Überzeugungen aufspüren, umprogrammieren und auflösen.

OfficeYoga®-Toolbox: Glaubenssätze auflösen

Das »Programm« für die Auflösung von Glaubenssätzen besteht aus vier Schritten:

Schritt 1: Glaubenssätze und die Vorteile ihrer Auflösung bewusst erkennen

Schritt 2: Einen Glaubenssatz bestärkend umformulieren und emotional verankern

Schritt 3: Die Eintrittswahrscheinlichkeiten für die Veränderung erhöhen; in die Handlung kommen und ausprobieren

Schritt 4: Die neuen Erfahrungen verstehen und integrieren

Für mehr Anschaulichkeit habe ich das Programm an ein Beispiel gekoppelt, mit dem wir jeden einzelnen Schritt durchgehen werden. Lesen Sie das Beispiel zunächst einmal vollständig durch, bevor Sie mit den Übungen beginnen.

Schritt 1: Glaubenssätze und die Vorteile ihrer Auflösung bewusst erkennen

→ Erkennen Sie einen Ihrer Glaubenssätze, der Ihnen JETZT für Ihre aktuellen Ziele am meisten im Wege steht, und hinterfragen Sie diesen.

Thomas hat große Schwierigkeiten, vor Publikum zu sprechen. Seine Beklemmungen gehen über normales Lampenfieber hinaus. Kurz vor dem Auftritt hat er einen Kloß im Hals, feuchte Hände und kleine Panikattacken. Als Projektmanager gehört es allerdings zu seinen Aufgaben, regelmäßig Projekte vor anderen Menschen vorzustellen. Sein Glaubenssatz lautet: »Ich kann nicht frei vor anderen Menschen sprechen.«

Doch irgendwie hat er das Gefühl, dass da noch etwas tiefer liegt. Mit der Kraft seiner Intuition begibt er sich auf eine innere und Ego-befreite Reise (siehe OfficeYoga® Toolbox: Intuition – Auf Empfang gehen, Seite 73).

Er stellt sich seinen Glaubenssatz als Zwiebel vor und nimmt die erste Schicht der Schale weg: Aha, es geht gar nicht so sehr um das freie Reden, denn wenn er mit seinen Projektmitarbeitern in einem Meeting sitzt, hat er diese Blockade nicht. Es ist mehr die Aufmerksamkeit vieler Menschen, die einzig und allein auf ihn gerichtet ist.

Eine weitere Schale runter: Was verursacht seine Beklemmungen? Im Grunde kennt er sein Fachgebiet wie kein anderer in der Firma, aber er befürchtet, nicht akzeptiert und respektiert zu werden. Er hat Angst, auf der Bühne nicht verstanden zu werden und inkompetent zu erscheinen.

→ Was würde passieren, wenn Sie diesen Glaubenssatz nicht hätten?

Thomas hat hierauf eine sehr spontane Antwort: Er würde dem Publikum gegenüber viel eloquenter und selbstbewusster sein. Er weiß auch, dass dies hilft, um überzeugend zu wirken.

Viel mehr noch: Es wäre leichter, die eigene Kompetenz zu beweisen und andere für seine Themen zu begeistern. An dieser Stelle spürt er Stolz und sieht sich gezwungen, sein Ego wieder wegzuschicken. Er ruft sich in Erinnerung, dass sein Selbstwert nicht dadurch genährt wird, ob eine Präsentation gut läuft oder nicht. Es fühlt sich leichter und freier an. Er versucht, dieses Freiheitsgefühl zu verinnerlichen. Das ist seine intrinsische Motivation, um seinen Glaubenssatz aufzulösen.

→ Gibt es irgendetwas, das an Ihrem Glaubenssatz gut ist und das bewahrt werden sollte?

Ängste und Probleme sind Signale, dass wir unsere Aufmerksamkeit dem jeweiligen Thema widmen sollten. Sehr häufig gibt es dabei auch positive Aspekte. Dessen ist sich Thomas bewusst. Ein wenig Lampenfieber ist gar nicht so schlecht, denkt er sich. Denn er bereitet sich immer sehr gut vor und ist trotz seiner Aufregung kurz vor Beginn der Präsentation sehr konzentriert – meistens zumindest, wenn er sich nicht in sein Lampenfieber reinsteigert und die Nerven zu verlieren droht.

Schritt 2: Einen Glaubenssatz bestärkend umformulieren und emotional verankern

→ Entwickeln Sie ein bestärkendes Zielbild durch das Denken an das Gegenteil.

Nachdem der Glaubenssatz identifiziert ist, muss die Aufmerksamkeit auf eine optimale Lösung gelenkt werden. Thomas hat seinen Glaubenssatz erkannt. Er »glaubt« noch immer ein bisschen daran. Aber vielleicht nur aus Gewohnheit. Er versucht, den Glaubenssatz umzuschreiben, indem er seine Blockade in das Gegenteil verwandelt: in ein Zielbild.

Er entspannt sich und stellt sich vor, wie die Sprechsituation optimal verlaufen würde. Er steht auf der Bühne, ist wie immer gut vorbereitet und fühlt sich stark. Das kleine Lampen-

fieber empfindet er als Hilfe zur Konzentration. In einfachen Worten erklärt er die komplexen Zusammenhänge seines Projekts und Fachgebiets. Er hat über die Interessen und Befürchtungen seiner Zuhörer nachgedacht und sich mit seiner Präsentation darauf eingestellt. Kritische Fragen werfen ihn nicht mehr aus der Bahn, denn diese sind immer da. Kritik ist nun willkommen und eine Chance, die potenziellen Widersacher an einem gemeinsamen Gelingen zu beteiligen. Thomas ist bereit und verhaftungslos. Das entworfene Zielbild fühlt sich gut für ihn an. Das Wichtigste dabei ist: Er kann daran glauben – und vor allem ist sein Selbstwertgefühl nicht mehr davon abhängig, allen Zuhörern gefallen zu wollen. Auch sein Ego in Gestalt des inneren Kritikers verhält sich ruhig. Ansonsten hätte er ihn aus seinem Zielbild verbannt (siehe Kapitel 2 – OfficeYoga® Toolbox: Sich für einen Moment vom Ego befreien, Seite 60).

→ Formulieren Sie einen bestärkenden Glaubenssatz als Affirmation.

Innere Bilder sind in der Lage, Emotionen zu steuern. Bewusst gemachte Visualisierungen haben ähnliche Wirkungen wie erlebte Bilder und es ist nicht verwunderlich, dass Leistungssportler vor Wettkämpfen viel mit Visualisierungstechniken arbeiten. Thomas leitet aus seinen Überlegungen einen neuen bestärkenden Glaubenssatz ab und packt ihn in eine kurze positive Affirmation: »Ich bin wertvoll genau so, wie ich bin.« Er fühlt wieder tief in sich hinein. Kann er daran glauben? Oder melden sich Zweifel? Sobald sein Ego sich einmischt, um ihn kleinzumachen, schickt er es weg. Seine Affirmation soll glaubhaft und ehrlich sein. Gleichzeitig verknüpft er sie mit seinem Zielbild. Thomas erinnert sich an Buddhas vielzitierte Aussage »Ich werde, was ich denke«.

Er wiederholt die Zielbildvisualisierung regelmäßig und

verstärkt dabei seine positiven Gefühle. Zum Abschluss wiederholt er seine neue Affirmation und ruft sie sich auch immer dann ins Gedächtnis, wenn er sich klein(-gemacht) fühlt. Dafür atmet er bewusst in seinen Bauch, um schnell zu entspannen, und wiederholt dann im Stillen dreimal seine Affirmation in Verbindung mit dem starken Gefühl seines Zielbildes. Es gelingt ihm nicht immer, allerdings immer besser, je regelmäßiger er übt. Jedes Mal, wenn seine Aufregung ihn zu packen droht, geht er in sein Zielbild. Das ist seine neue Antwort auf die drohende Panik. Sich das optimale Ergebnis vorzustellen beruhigt seine Nerven. Er überlegt sich, ob er vielleicht auch eine Collage seines Zielbildes machen sollte. Die Idee behält er im Hinterkopf.

Schritt 3: Die Eintrittswahrscheinlichkeiten für die Veränderung erhöhen und in die Handlung kommen

→ Sobald Sie Ihren neuen Glaubenssatz gefunden haben, gehen Sie ohne Zögern die Umsetzung an. Lassen Sie keine Gelegenheit verstreichen.

Wie so oft bei guten Vorsätzen besteht auch hier die Gefahr, dass die Umsetzung verschoben wird und am Ende genau nichts passiert. Wir leiden lieber, als dass wir handeln. Und zwar so lange, bis der Leidensdruck unerträglich wird, und dann ist es meist schon zu spät. Das will Thomas auf jeden Fall vermeiden. Er überlegt sich konkrete Schritte, die er noch am gleichen Tag auf den Weg bringen will. Dafür geht er in sich und fühlt nach, was jetzt das Wesentliche ist – befreit von Motiven wie Stolz, Habgier, Neid, Angst oder Anerkennungssucht. Es fällt ihm umso leichter, je klarer er sich über seine Lebensfragen ist (siehe dazu Kapitel 2: Wer bin ich? Was will ich? Wohin will ich?). Die richtigen Schritte für die nächsten Handlungen sind nun klar erkennbar.

Er weiß, dass Reden eine Fähigkeit ist, die lediglich etwas

Übung benötigt. Also meldet er sich zu einem Rhetorikseminar an, um diese Fähigkeit zu schulen und durch theoretisches Wissen zu untermauern. Außerdem entscheidet er sich für einen Debattierclub in seiner Nähe. Wann immer sich die Gelegenheit ergibt, Thomas ergreift sie, um das freie Reden zu üben.

Zusätzlich macht er sich auf die Suche nach einem Coach, mit dem er die Kniffe der freien Rede übt. Es sollte optimalerweise jemand sein, der ein ähnliches Problem hatte und sich dementsprechend gut in Thomas' Situation einfühlen kann. Dabei sollte die Beratung undogmatisch sein und keine starren Lösungswege vorgeben. Thomas weiß, dass er seinen Glaubenssatz nur aus eigener Kraft auflösen kann. Daraus erwächst die erforderliche innere Stärke, um den inneren Kritiker und das Ego nachhaltig zum Schweigen zu bringen. Hilfe von außen sollte keine Lösungen auf dem Silbertablett servieren, denn das wäre eine Entmündigung des Hilfesuchenden. Ein Coach, ein Berater, ein Seminar oder was immer sollte vielmehr Begleiter und Antreiber im richtigen Augenblick sein.

→ Setzen Sie einen bestärkenden Kreislauf in Gang.

Der Coach, den Thomas schließlich auswählt, erklärt ihm den Kreislauf aus Glaubenssatz, Handlung und Ergebnis. Thomas erkennt, wie sehr ein Glaubenssatz die Qualität und Intensität einer Handlung beeinflusst. Wenn er weiterhin fest daran glaubt, nicht frei vor Menschen reden zu können, wird sein Potenzial für eine erfolgreiche Rede gering sein. Eine regelmäßige Zielbildmeditation und Affirmation hilft ihm, sich nicht mehr zu sehr von seinem Glaubenssatz beeinflussen zu lassen. Damit kann er sich besser auf schwierige Situationen vorbereiten und vermeiden, sich in negative Gedanken hineinzusteigern. Beim nächsten Mal geht er gleich viel souverä-

ner auf die Bühne, was sich wiederum positiv auf sein Selbstvertrauen auswirkt. Mit immer mehr positiven Ergebnissen, also gut verlaufenen Reden, wird Thomas seinen bisherigen Glaubenssatz Stück für Stück entkräften, bis er diesen letztlich ganz auflösen kann.

→ Gehen Sie reflektiert mit »Erfolgen« und »Niederlagen« um.

Auch wenn mal eine Rede nicht so »erfolgreich« scheint, lässt sich Thomas davon nicht beirren. Er orientiert sich an der Einstellung der Yogis: Erfolg ist, was folgt, und Niederlagen sind nichts anderes als das Ausbleiben von erwarteten Ergebnissen. Gedanken wie »Die erste Rede muss sitzen« enttarnt er als reines Angst-Geplapper seines Egos. Darauf will er nicht hören. Er weiß, dass es keine »Erfolgsgarantie« gibt, und ist bereit, verschiedene Wege auszuprobieren und mehrmals zu üben. Mit Erfolgen und Niederlagen optimal umzugehen heißt, sich in Fehlerfreundlichkeit sich selbst gegenüber und der mentalen Praxis der Verhaftungslosigkeit zu üben (siehe Kapitel 2).

Thomas zieht dabei auch in Betracht, dass es sinnvoll sein kann, anstelle der erstbesten die zweit- oder drittbeste Option zu wählen. Für das Üben der freien Rede konzentriert er sich deshalb zunächst auf den privaten Bereich, auch weil er sich hier weniger kontrolliert und freier in der Wahl seines Tempos fühlt.

Vor jeder Rede plagen ihn noch immer das Lampenfieber und die Angst, abgelehnt zu werden. Auch das Selbstvertrauen macht sich oft rar. Aber durch seinen Coach hat er gelernt, dass es für jeden Menschen Situationen gibt, in der sie kein starkes Selbstvertrauen besitzen. Es kommt darauf an, wie wir mit diesen Situationen umgehen. Wir sollten Zweifel willkommen heißen, denn sie zwingen uns, ehrlich und acht-

sam zu reflektieren, ob wir ausreichend vorbereitet sind und das Richtige tun. Wir sollten uns stets bemühen, das Wesentliche zu erkennen – also überprüfen, ob die bevorstehende Handlung unserem Ziel dient –, und uns dann auf die Handlung konzentrieren, zum Beispiel per Zielbild. Jede schwierige Situation ist lediglich eine Übungseinheit. Atemübungen können uns in jeder Übungseinheit helfen. Wir machen kein Yoga, sondern wir üben Yoga.

Schritt 4: Die neuen Erfahrungen verstehen und integrieren

→ Für eine wirksame Transformation sind Geduld und Ausdauer gefragt. Die neuen Referenzerfahrungen müssen mehrmals erlebt werden und die neue Haltung intensiv und überzeugt gelebt werden. Das kann Wochen, Monate und sogar Jahre dauern.

Thomas beobachtet sich selbst in Redesituationen immer genauer. Er erlebt viele Fortschritte, auch wenn diese mit viel Mühe, Ausdauer und Geduld verbunden sind. Er übt darüber hinaus eine geistige Haltung, etwaige Rückschritte als Chance zum Lernen anzuerkennen. Um seine Entwicklung zu reflektieren, legt er sich ein Erfolgstagebuch zu. Hier schreibt er seine Gedanken und Erfahrungen zum freien Reden nieder. Wie ist die Rede gelaufen? Konnte er einen Unterschied in seiner Haltung erkennen? Wie waren die Rahmenbedingungen der Rede? Was gab es zu lernen? Darf etwas verändert werden?

Die Reise hat begonnen und er fühlt sich auf dem richtigen Weg. Zu erleben, dass er selbst Einfluss auf die Eintrittswahrscheinlichkeiten für bestärkende Erfahrungen hat, hat Thomas einen großen Schritt vorangebracht.

Beschränkende Glaubenssätze aufzulösen heißt, die Handbremse für unsere Handlungen und unsere Weiterentwicklung zu lösen. Die Kraft unseres Unterbewusstseins fährt uns wie ein Autopilot recht souverän durch den Berufsalltag. Aber an wichtigen Kreuzungspunkten kann unser Autopilot plötzlich den Weg blockieren. Hier entscheidet unser Umgang mit unseren selbst gemachten Glaubenssätzen, ob wir uns der jeweiligen Herausforderung stellen oder lieber den Rückwärtsgang einlegen und so weitermachen wie bisher.

Der beste Freund unserer Glaubenssätze ist unser »Hab' ich's doch gewusst«-Ego. Zu gern sieht es bestätigt, dass der alte Glaubenssatz genau richtig war. Allerdings ist Auflösung immer möglich. Es erfordert ein wenig Mut, Ausdauer und Geduld. Im Yoga heißt es, dass eine schwierige Körperübung (Asana) so lange geübt werden soll, bis sie leicht wird. Dabei kommt es weniger darauf an, ob wir zum Beispiel in einer Vorwärtsbeuge mit den Händen unsere Zehen erreichen, sondern wer wir sind, wenn wir dieses Ziel schließlich erreicht haben. So gesehen begegnen wir unseren Herausforderungen so lange, bis sie uns nicht mehr herausfordern. Und das geht am Besten über eigene, unmittelbare Erfahrungen, die uns stärken und das Unterbewusstsein und Ego davon überzeugen, dass eine Weiterentwicklung möglich, machbar und hilfreich ist.

Kapitel 4: Körper – Kraft in Muskeln und Zellen

Den Körper strecken, dehnen und stärken

mit Dr. med. Tanja Knelangen-Eitel

Der Körper ist dein Tempel. Halte ihn sauber und rein, damit die Seele darin wohnen kann.

B.K.S. Iyengar

Wunderwerk Körper

Tag für Tag leistet unser Körper eine enorme Präzisionsarbeit und verarbeitet dabei eine Unmenge an Einflüssen jeglicher Art – ohne dass wir besonders intensiv darüber nachdenken müssen. Unser Körper ist unser Tempel. Durch ihn drücken wir uns aus und durch ihn machen wir unsere Erfahrungen. Er ist ein kostbares Wunderwerk, das wir gesund halten und pflegen müssen. Das Wissen über die Wirkungszusammenhänge ist ein erster Schritt, um bewusster, sorgfältiger und respektvoller mit dem eigenen Körper umzugehen. Die nachfolgenden Ausführungen liefern in vereinfachter und verkürzter Form dazu das notwendige Hintergrundwissen.

Dank eines sehr flexiblen Systems sind wir zu den unterschiedlichsten Bewegungen in der Lage. Aber was wir für selbstverständlich erachten, ist es keineswegs. In der Evolution des Menschen geschehen Veränderungen und Anpassungen auf neue Umstände nur langsam. Wir sind noch immer stark geprägt durch eine Zeit, in der wir »Jäger und

Sammler« waren. Lange Märsche zu Fuß und wilde Jagden bestimmten den Alltag. Es liegt deshalb auf der Hand, dass wir auf Bewegung programmiert sind und für unsere Knochen und Muskeln eine regelmäßige Reizausübung benötigen.

Im modernen Büroalltag ist jedoch genau dafür zu wenig Raum. Der Fortschritt geht mit einem Bewegungsmangel einher und liefert uns als Resultat eine anschauliche Bandbreite von kleinen und größeren Beschwerden: verspannte Muskeln, Rückenschmerzen, ein steifer Nacken, Spannungskopfschmerzen oder sogar Bandscheibenvorfälle. Wohl jeder Bürokrieger hat damit seine Erfahrungen. Im Alltag nutzen wir unsere vielfältigen körperlichen Fähigkeiten viel zu selten, was einen schleichenden körperlichen Abbau nach sich zieht.

Die zentrale Achse

Anatomisch gesehen ist die Wirbelsäule die zentrale Achse des Körpers. Sie ist stabil und gleichzeitig sehr flexibel, was eine Grundvoraussetzung für Bewegungen und für eine gute Haltung ist. Die Wirbelsäule ist im Regelfall aus festen Elementen aufgebaut: Die knöchernen Wirbelkörper sind gegliedert in sieben Hals-, zwölf Brust- und fünf Lendenwirbel sowie das Kreuzbein mit anhängendem Steißbein. Zu den flexiblen Elementen der Wirbelsäule zählen die kleinen Wirbelgelenke, die Bänder und Bandscheiben, welche zusammen mit Muskeln, Bändern, Sehnen, Kapseln, Gefäßen und Nerven die Beweglichkeit ermöglichen.

Der komplexe Aufbau der Wirbelsäule erlaubt eine große Bewegungsfreiheit, genau genommen in sechs Richtungen: Vorbeugen, Rückbeugen, Beugungen zur linken und rechten Seite sowie Drehungen in beide Richtungen.

Die Wirbelkörper sind je nach Position sehr verschieden aufgebaut und ermöglichen unterschiedliche Bewegungsqualitäten. Auch die »kommunizierenden« Flächen der kleinen Wirbelgelenke sind unterschiedlich ausgerichtet und erlauben eher eine Drehbewegung (Brustwirbelsäule) oder eine Beugung beziehungsweise Streckung (Lendenwirbelsäule). Jede Beugung, Streckung oder Drehung besteht aus unglaublich vielen Einzelbewegungen. Bei einer Beugung zum Beispiel macht der Wirbelkörper eine Kippbewegung, rollt nach vorn und gleitet dabei auf dem *Nucleus pulposus*. Das ist eine Art »Bandscheibenkern«, der wie ein bewegliches Kugellager zwischen den Wirbelkörpern sitzt. Die unteren Gelenkfortsätze steigen hoch, die Zwischenwirbelgelenke öffnen ihren Gelenkspalt. Nimmt nun die Beugung weiter zu, wird der Nucleus pulposus nach hinten gedrängt und der Faserring (*Anulus fibrosus*) mit seinen dorsalen Fasern mehr und mehr gespannt. Am Ende stehen die Kapseln der Wirbelgelenke und viele kräftige Bänder unter einer erheblichen Spannung und begrenzen die Bewegung. Wenn sich die Gelenkflächen am Ende ihrer Bewegungsamplitude befinden, bezeichnet man das als Verriegelung. Um diese perfekt ineinandergreifenden Systeme optimal arbeiten zu lassen, müssen sie nicht nur regelmäßig bewegt, sondern auch gut versorgt werden.

Eines der sensibelsten Elemente sind dabei die Bandscheiben, die im Alltag sehr gefordert werden. Wenn es zu einem strukturellen Schaden in einer Bandscheibe kommt, kann sie ihre Aufgabe in dem fein abgestimmten Bewegungsvorgang nicht mehr optimal erfüllen. Das ist im akuten Stadium nicht nur sehr schmerzhaft, sondern schränkt uns auch dauerhaft in unserer Beweglichkeit ein. Bandscheiben enthalten einen hohen Wasseranteil, welcher bei Belastung rausgedrückt und durch Entlastung wieder aufgesaugt wird. Da sie ihre Hauptversorgung nicht direkt durch Blutgefäße erhalten, sondern durch Be- und Entlastung, brauchen sie die regelmäßige Bewegung.

Für eine gesunde Wirbelsäule ist Bewegung das A und O. Deshalb sind viele Yoga-Übungen auf ihre Stärkung und Flexibilisierung ausgerichtet. Sie unterstützen eine Kräftigung der Aufrichtungsmuskulatur und dehnen vor allem die Bereiche, die durch die häufig sitzende Tätigkeit nur in Verkürzung arbeiten.

Normalzustand: Beschwerdefrei

Wir sind zu einer aufrechten Grundhaltung in der Lage, weil wir mit unserem Eigengewicht gegen die Schwerkraft arbeiten. Dafür braucht es eine elementare Muskel- und Knochenmasse und Grundspannung, über die nur der Mensch verfügt. Aber an unseren Schreibtischarbeitsplätzen werden verschiedene Muskelpartien zu wenig gefordert, insbesondere die Vorderseite des Brustkorb- und Bauchbereichs sowie die Rückseite der Beine. Durch die fehlende Beanspruchung verkürzt sich die Muskulatur und baut nach und nach ab. Die Flexibilität wird gemindert und die sogenannte Adaptionsfähigkeit nimmt ab, die in entscheidendem Maße dazu beiträgt, dass unser Körper wie ein »Wunderwerk« funktioniert. Denn erst durch sie kann er sich veränderten Gegebenheiten anpassen und äußere Einflüsse verarbeiten. Wenn wir zum Beispiel mit einer angeborenen Differenz der Beinlänge auf die Welt gekommen sind, geht unser Becken in eine Schiefstellung, die Wirbelsäule macht eine Seitneigung, um die Achse gerade zu halten und so die fehlende Symmetrie auszugleichen. Im Normalfall sollten wir selbst bei einer Asymmetrie schmerz- und beschwerdefrei sein.

Aber durch zu wenig Bewegung, zu schweres Heben, durch Angst, Stress oder falsche Ernährung kann das System überlastet sein. Der Körper verliert dann seine Flexibilität in zu vielen Bereichen und kann keinen Ausgleich mehr schaffen. Es kommt zu einer erhöhten Spannung in der Rückenmuskulatur. Ein reflektorischer Muskelhartspann, insbesondere bei plötzlichen ungewohnten Bewegungen, ist oft die Folge. Dadurch ist die Muskulatur so fest, dass der Wirbel sich in seinem Segmentbereich nicht mehr frei bewegen kann. Die Folge sind dauerhafte Schmerzen. Zusätzlich kann sich die Wirbelsäule weniger gut den wechselnden statischen Bedingungen anpassen, zum Beispiel vom Gehen oder Stehen zum Sitzen und umgekehrt. Infolgedessen kommt es häufig auch im Bereich bestimmter angeschlossener Muskelgruppen zu Spannungszunahmen. An diesem Punkt hilft meist nur noch ein Arzt oder Therapeut. Er wird versuchen, die Adaptationsfähigkeit des Körpers wiederherzustellen und damit einhergehend eine Linderung beziehungsweise ein Verschwinden der Symptome zu bewirken.

Da unser Körper immer versucht auszugleichen, reagiert er auf Schmerzen mit einer sogenannten Schonhaltung. Sie ist keinesfalls optimal, hilft jedoch, die Schmerzen durch weniger Belastung oder Ruhigstellung kurzfristig zu lindern. Problematisch wird es, wenn wir in eine dauerhafte Schonhaltung geraten. Ein einfaches Umknicken kann eine ganze Kettenreaktion verursachen: Wir spannen zur Schonung bestimmte Muskelgruppen anders an, wodurch ungünstige »Züge« auf die angrenzenden Gelenke wie zum Beispiel das Kniegelenk entstehen. Die Gelenkpartner arbeiten nicht mehr optimal zusammen und es kann zu einer Reizung der Seitbänder im Kniegelenk kommen oder ein Meniskus kommt unter vermehrte Spannung.

Grundvoraussetzung für den Erhalt der Adaptationsfähigkeit ist eine gewisse Kraft und Flexibilität der Strukturen, welche die Statik unterhalten: Dazu gehören die Knochen, die Muskulatur und die Bindegewebsstrukturen, zum Beispiel Sehnen, Bänder und Faszien, die die fließenden Übergänge gewährleisten.

Regelmäßige Bewegung ist also für unseren Körper ein »Grundnahrungsmittel«. Nur dann kann er optimal funktionieren. Dabei gibt es sehr vielfältige Wirkzusammenhänge, und auf »Mikroebene« finden alle diese Prozesse in unseren Zellen statt.

Die kleinen Freunde und Helfer

Ganz gleich, ob es sich um Knochen, Muskulatur oder andere Gewebesorten handelt: Alles ist aus Zellverbänden aufgebaut, die direkt auf ihre Umgebung reagieren, also auf das, was »gefordert« wird. Bleibt diese Forderung aus und fehlt die regelmäßige Belastung, können wir den Abbau der Zellen tatsächlich beobachten, zum Beispiel das Dünnerwerden eines Ober- oder Unterschenkels nach einem Beinbruch und der damit verbundenen Schonung. Aber auch ohne Knochenbrüche oder ähnliche äußere Einflüsse ist unser Körper ununterbrochen dabei, sich zu verändern. Tagtäglich werden Zellen auf- und abgebaut. Das schließt selbst Bereiche im Gehirn ein.

Durch das, was wir von unseren Zellen fordern oder nicht fordern, haben wir tagtäglich Einfluss darauf, wie sich unser Körper entwickelt. Unsere Zellen reagieren wie marktfähige Unternehmen: Sie stellen ihre Produktion entsprechend der Nachfrage um. Trainieren wir unsere Muskulatur auf Ausdauer, werden andere Muskelfasern gefördert als bei einem Training auf Schnelligkeit. Genauso ist es mit dem Stützgewebe. Wird die Muskulatur durch gezielte Übungen aufgebaut, sollten wir gleichzeitig darauf achten, dass eine ausreichende Dehnfähigkeit erhalten bleibt. Dies verhindert Muskelverkürzungen und damit eine Reduktion von Bewegungsspielraum und Adaptationsfähigkeit. Optimal ist also eine Trainingsbalance zwischen stabilisierenden und dehnenden Anteilen.

Genauso wichtig ist für die Zellabläufe aber auch das, was ihnen angeboten wird: in Form von Bewegung, Ernährung und ausreichender Sauerstoffversorgung. Dieses »Angebot« ist elementar für die Energiegewinnung der Zellen. Diese wird erreicht durch eine gute Durchblutung, was wiederum aus einer regelmäßigen und fordernden Bewegung folgt, sowie durch eine hochwertige Anreicherung des Bluts durch eine werthaltige und energiereiche Ernährung. Je weniger Energie unsere Zellen haben, desto weniger Energie haben wir selbst. Je mehr Nährstoffe und Sauerstoff fehlen, desto gefährlicher für uns und unsere Gesundheit. Dramatische Beispiele für einen großen Nährstoff- und Sauerstoffmangel sind der Herzinfarkt (Untergang von Herzmuskelgewebe) oder der Hirninfarkt (Untergang von Nervenzellen).

In den Zellen selbst gibt es kleine Energiekraftwerke, die sogenannten Mitochondrien. Sie sind dafür verantwortlich, einen wichtigen Energielieferanten zu bilden, das Adenosintriphosphat (ATP). Es ist so wichtig wie das Benzin im Auto. Ein großer Feind dieser Mitochondrien ist chronischer Stress! Bei durch Burn-out geschädigten Personen kann man erhebliche Beeinträchtigungen in der Funktionsweise der Mitochondrien beobachten. Man spricht dann von einer Mitochondriopathie, was nichts anderes heißt, als dass die Bereitstellung der erforderlichen Energie für den Körper gestört ist. Darin liegt eine der körperlichen Ursachen für das dauerhafte Erschöpfungsgefühl. Hat der Körper keine ausreichende Energie mehr, leiden alle Systeme darunter, und wir merken dies dann durch ein angeschlagenes Immunsystem, mangelnde Konzentrationsfähigkeit, leichte Gereiztheit, ein schlechtes Kurzzeitgedächtnis oder ganz einfach durch fehlende Worte.

Nicht zuletzt wird unser Energiehaushalt auch durch die Atmung beeinflusst, die in unserer klassischen Schreibtischhaltung stark beeinträchtigt wird. Denn in der Regel sitzen wir krumm, wir sind in uns zusammengesunken, unser Brustkorb hat weniger Raum, die Rippenbögen arbeiten in einer relativ »geschlossenen« Position und die Lunge entfaltet sich nicht mehr richtig. Folglich »arbeiten« wir mit einem verminderten Lungenvolumen. Dies bedeutet weniger Sauerstoff für das Gehirn und auch für den Restkörper. Ein gerader Rücken ermöglicht hingegen eine tiefe Atmung und schon freuen sich unsere Zellen. Dafür können wir viel tun, wenn wir zwischendurch immer wieder eine zentrierte Sitzhaltung einnehmen (siehe nachfolgende Übungen).

> *Gesundheit ist auf der Zellebene also ein Geben und Nehmen! Wenn wir uns nicht um unsere Zellen kümmern, also immer nur nehmen, begehen wir einen schleichenden körperlichen Raubbau – bis die Reserven aufgebraucht sind … Durch regelmäßige Bewegung, gute, vertiefte Bauchatmung sowie eine hochwertige Ernährung können wir unseren Zellen hingegen das geben, was sie benötigen – damit sie uns mit der erforderlichen Energie versorgen.*

Das Yoga-Potenzial

Yoga schärft durch regelmäßige Praxis unser Körperbewusstsein. Es ist ein sehr wirkungsvolles System mit Atemübungen und körperlichen Übungen, um alle Muskeln, Sehnen und Bänder gleichmäßig und sanft zu trainieren, den Kreislauf zu stärken und zu harmonisieren, die Körperenergien zu erhöhen, Blockaden und Spannungen aufzulösen und den Bewegungsradius des Körpers zu vergrößern. Mit anderen Worten: Wir formen und dehnen unsere Muskulatur ganzheitlich und verbessern unsere Adaptionsfähigkeit, damit unser Körper optimal arbeiten kann.

Eine Yoga-Übung besteht aus drei Phasen: (1) in die Haltung kommen, (2) in der Haltung bleiben und (3) aus der Haltung herauskommen. Für die therapeutische Wirksamkeit ist eine achtsame Ausrichtung des Körpers während der gesamten Übung entscheidend. Körperübungen sind im Yoga immer auch Konzentrationsübungen, bei denen wir ganz genau in unseren Körper hineinspüren. Extreme Stellungen sind nicht das Ziel! Nutzen wir unsere Atmung bewusst, werden auch unsere Grenzen deutlich.

Wichtige Hinweise, bevor Sie loslegen

Für die nachfolgenden Übungen brauchen Sie sich weder umzuziehen, noch benötigen Sie eine Matte. Alle Haltungen können ganz einfach am Schreibtisch oder auf einem anderen Stuhl geübt werden. Bei der Konzeption der Übungen wurde viel Wert darauf gelegt, dass diese in ihrer Intensität von möglichst allen praktiziert werden können.

Bitte konsultieren Sie vorab Ihren Arzt, wenn Sie bereits akute Rückbeschwerden haben oder unter anderen chronischen körperlichen Beschwerden leiden. Auch Frauen während der Schwangerschaft sollten sich ärztlichen Rat einholen.

Die Übungen sind für den Büroalltag konzipiert. *Machen Sie die nachfolgenden Übungen nur, soweit es Ihnen guttut. Beim Yoga geht es nicht um Wettbewerb.* Es ist eine Begegnung mit sich selbst. Dabei ist unwichtig, wie flexibel oder gedehnt Sie sind oder was Ihr Nachbar über Sie denkt. *Achten Sie bei der Übung der Haltungen auf eine kontrollierte und sichere Ausführung. Hören Sie auf Ihren Körper, wie weit Sie gehen können. Gehen Sie freundlich und respektvoll mit sich um.*

Bitte beachten Sie, dass Sie den Bedarf des Körpers nach regemäßiger Bewegung nicht ausschließlich durch die Übungen auf dem Stuhl abdecken können. Sie sind allerdings eine gute Ergänzung und helfen Ihnen, die typischen verkürzten Problemzonen zu dehnen. Mit den folgenden Anregungen können Sie trotz Zeitmangel täglich ein wenig mehr Bewegung in Ihren Alltag integrieren, wenn Sie dafür ein paar Gewohnheiten umstellen.

OfficeYoga®-Toolbox: Regelmäßige Bewegung in den Alltag integrieren

Als Faustregel gilt: Der Körper braucht jeden Tag eine halbe Stunde zügige Bewegung. Nachstehend finden Sie eine Auswahl von Anregungen, damit das leichter gelingt:

- *Fahren Sie zur Arbeit mit dem Fahrrad, steigen Sie auf dem Weg ins Büro oder nach Hause eine Bahnstation früher aus. Stellen Sie das Auto etwas weiter weg vom Zielort ab.*
- *Schließen Sie sich einer Laufgruppe an. Wenn es in Ihrem Umfeld keine Laufgruppe geben sollte, initiieren Sie eine. Es finden sich sicherlich laufbegeisterte Mitstreiter.*

- *Machen Sie mit den Kollegen nach dem Mittagessen einen flotten Spaziergang. Oder gehen Sie flott die Treppen im Treppenhaus hinauf und langsam hinunter.*
- *Schaffen Sie sich einen Crosstrainer an: Trainieren Sie zum Beispiel morgens nach dem Aufstehen oder abends vor dem Fernseher.*
- *Wenn Sie ein Morgenmensch sind, gehen Sie noch vor der Arbeit laufen oder schwimmen. Und danach mit dem Fahrrad zur Arbeit.*
- *Integrieren Sie die nachfolgenden Übungen in Ihren Arbeitsalltag. Machen Sie die Übungen immer zu festen Zeiten: zu Beginn der Arbeit, vor und/oder nach der Mittagspause, vor dem Feierabend. Statt stundenlang in derselben Position am Schreibtisch zu sitzen, könnten Sie auch nach jeder vollen Stunde eine der Übungen machen. So lockern Sie Ihren Arbeitstag auf und sorgen für mehr Konzentration in der nachfolgenden Stunde.*

OfficeYoga® – Einfache Übungen auf dem Bürostuhl für mehr Flexibilität

Yoga ist 99 % Praxis und 1 % Theorie.
Sri Krishna Pattabhi Jois

In die Haltung kommen

Alle nachfolgenden Übungen können Sie auf Ihrem Schreibtischstuhl durchführen. Wichtig ist, dass Sie dabei gut sitzen. Deshalb beginnt jede einzelne Übung damit, »in die Haltung zu kommen«.

1. Setzen Sie sich mit Ihren Sitzbeinknochen auf die Stuhlkante.
2. Die Füße stehen hüftbreit und parallel zueinander.
3. Ihre Oberschenkel befinden sich parallel zum Boden, in Ihrer Kniekehle haben Sie einen 90-Grad-Winkel.
4. Spüren Sie den Kontakt Ihrer Füße mit dem Boden. Wenn Sie können und mögen, ziehen Sie dafür Ihre Schuhe aus.

Zentriertes Sitzen für Instant-Konzentration

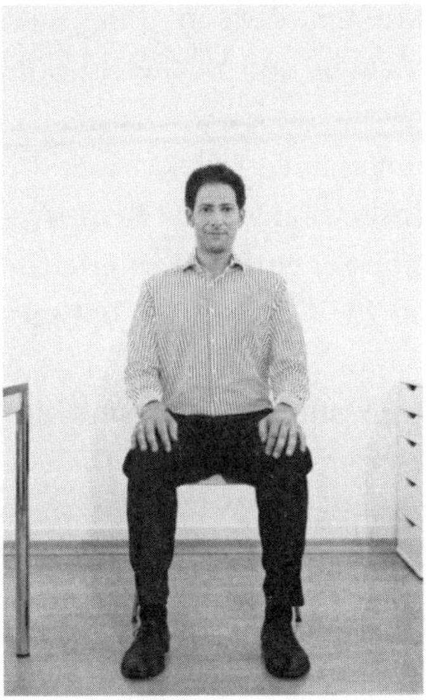

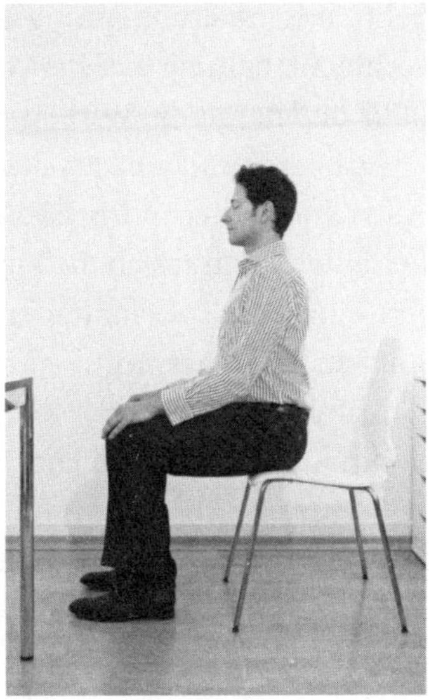

1. In die Haltung kommen: Nehmen Sie die zentrierte Sitzhaltung wie folgt ein:
   Strecken Sie Ihren Rücken in die Länge, sodass Ihre Wirbelsäule gerade aufgerichtet ist. Achten Sie darauf, kein Hohlkreuz zu machen!
   Entspannen Sie Ihr Gesicht, entspannen Sie Ihren Kiefer und lassen Sie die Schultern locker hängen.
2. Ergänzen Sie die Übung durch eine der Atemübungen von Seite 91 ff., um Ihre Konzentration zu verbessern.
3. Atmen Sie danach noch einige Male normal durch die Nase, beobachten Sie Ihren Atem, ohne ihn zu bewerten. Öffnen Sie dann langsam die Augen.
4. Legen Sie gleich los mit Ihrer Arbeit. Bleiben Sie dabei in der zentrierten Sitzhaltung.

So hilft die Übung

Zentriertes Sitzen ist eine Kampfansage an die typische Schreibtischhaltung mit gekrümmten Rücken. Eine aufrechte Sitzhaltung aktiviert die Bauch- und Rückenmuskulatur und damit die Wirbelsäule.

Auf der Stuhlkante zu sitzen unterstützt reflektorisch die Aufrichtung der Wirbelsäule, insbesondere der Brustwirbelsäule. So kann sich die Lunge besser entfalten, es erleichtert eine gute Bauchatmung und Ihr Gehirn wird optimal mit Sauerstoff versorgt.

Mit anderen Worten: Sie sitzen aufrecht und sind dadurch fokussierter und konzentrierter bei der Sache.

Wenn Sie sich müde fühlen, zum Beispiel wenn das Meeting mal wieder länger dauert, nehmen Sie die zentrierte Sitzhaltung ein, um Energiereserven zu mobilisieren.

Variation: Kraftspender

1. In der zentrierten Sitzhaltung bringen Sie Ihre Hände vor Ihrer Brust in die Gebetshaltung (*Namaskar*-Haltung).
2. Drücken Sie die Handflächen für 10 Sekunden fest aneinander.
3. Atmen Sie ruhig weiter und geben Sie sich ein entspanntes (inneres) Lächeln. Hauptsache, Sie lassen den Unterkiefer schön locker.

Wiederholen Sie die Übung dreimal.

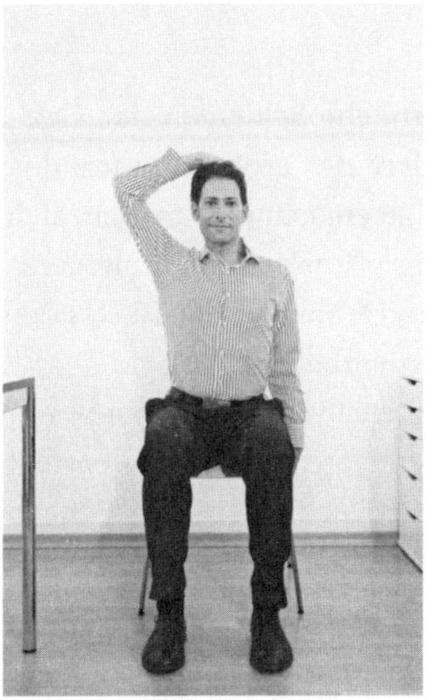

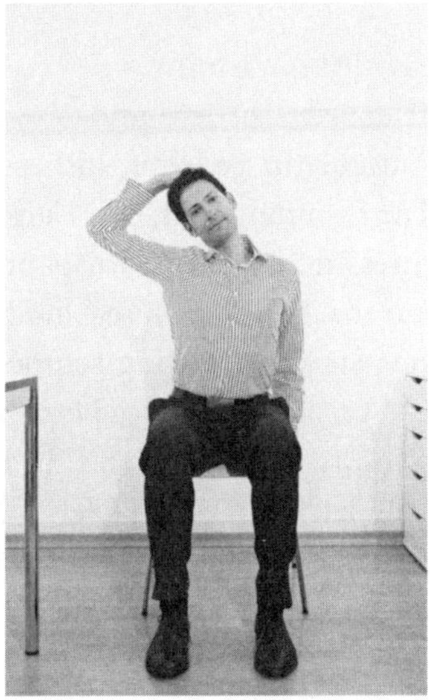

1. In die Haltung kommen: Nehmen Sie die zentrierte Sitzhaltung ein.
2. Atmen Sie für ein paar Momente tief und ruhig.
3. Entspannen Sie dabei ganz bewusst die Schultern und den Nackenbereich. Lassen Sie alles locker hängen.
4. Sitzen Sie gerade mit einer aufrechten Wirbelsäule. Wichtig ist jetzt ein gerader Nacken!
5. Legen Sie Ihre rechte Hand auf den Kopf, sodass die Finger an der linken Kopfseite liegen. Die linke Hand hängt locker herunter oder ruht auf Ihrem Knie.
6. Ziehen Sie den Kopf mit der rechten Hand *sanft* zur rechten Seite. Sie sollten eine leichte Dehnung in der linken Nackenseite spüren.
7. Halten Sie die Dehnung für 10 Sekunden und atmen Sie ruhig weiter.

8. Denken Sie an Ihr (inneres) Lächeln und wechseln Sie dann die Seiten.

So hilft die Übung

Hier werden tiefe und oberflächliche Schichten der Halsmuskulatur gedehnt, insbesondere der große Kopfwender. Die Dehnung hilft, den Nacken zu entspannen, an dem sich Stress und mentale Anspannung oftmals deutlich bemerkbar machen. Durch regelmäßiges Dehnen des Muskels können Sie Verspannungsschmerzen vorbeugen.

Verspannungen im Nackenbereich verringern den Bewegungsradius des Kopfes. In einem solchen Zustand besteht eine leicht erhöhte Gefahr, sich bei schnellen Bewegungen (zum Beispiel beim Autofahrer-Blick nach hinten) eine akute Blockade der Halswirbelsäule zuzuziehen, die sehr schmerzhaft sein kann.

Die Entspannung wirkt auch in der oberen Thoraxapertur (dem Übergang von Hals- zur Brustwirbelsäule). Außerdem können die Drainagesysteme besser arbeiten, venöses Blut fließt besser ab und gewährleistet dadurch den Abtransport von Stoffen wie Kohlenmonoxid. Ein guter Abfluss bedeutet also gleichzeitig eine gute Versorgung des Gehirns.

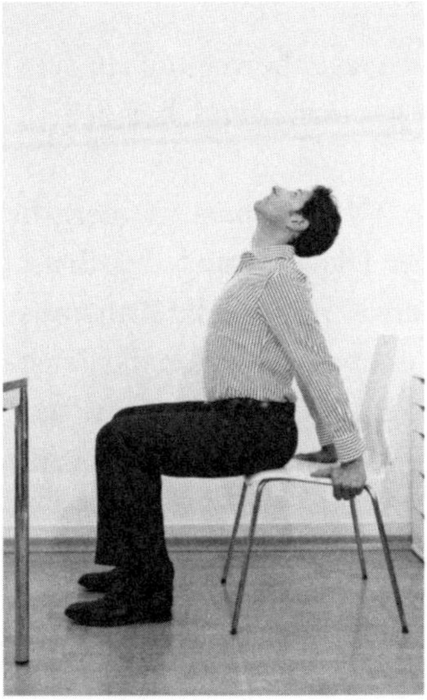

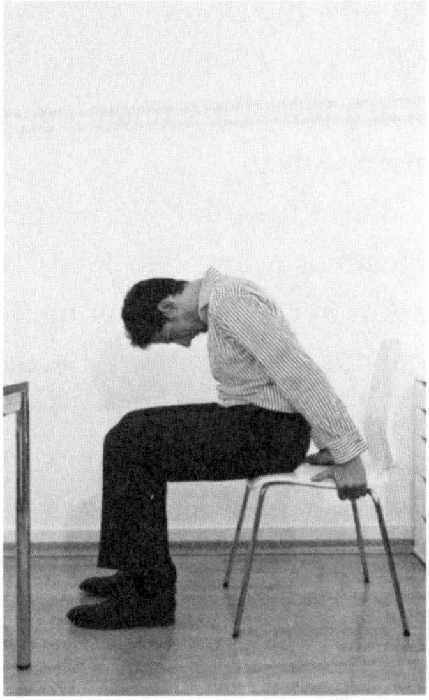

1. In die Haltung kommen: Nehmen Sie die zentrierte Sitzhaltung ein.
2. Sitzen Sie mit Ihren Sitzbeinknochen gleichmäßig auf der Stuhlkante. Umfassen Sie jetzt hinter sich die Außenkante der Sitzfläche Ihres Stuhls.
3. Lehnen Sie sich beim Einatmen ein paar Zentimeter nach hinten, legen Sie Ihren Kopf *sanft* in den Nacken und öffnen Sie die Brust zur Decke. *Öffnen Sie Ihren Brustkorb so weit wie möglich.*
4. Atmen Sie aus, nehmen Sie dabei das Kinn zur Brust und machen Sie einen *runden* Rücken wie eine Katze. Beugen Sie sich ein wenig vor. In der Position fällt das Atmen schwerer.
5. Atmen Sie wieder ein und rollen Sie sich in einer fließenden Bewegung *Wirbel für Wirbel* zurück in eine aufrechte Sitzhaltung.

Wiederholen Sie die Übung dreimal.

So hilft die Übung

Mit dieser Übung machen Sie die Gegenbewegung zur typischen Schreibtischhaltung, dem gekrümmten Über-der-Tastatur-Sitzen.

Das Rück- und Vorbeugen des Oberkörpers trainiert die Flexibilisierung der Wirbelsäule. Die Öffnung des Brustkorbs vertieft die Atmung. Gleichzeitig wird die Brustmuskulatur angesprochen. Bei der Rückbeuge werden die Brustmuskeln gedehnt. Für diesen Effekt müssen die Arme weit nach hinten genommen werden. Bitte prüfen Sie, ob das für Sie angenehm ist.

Die Vorbeuge wirkt, insbesondere wenn das Kinn zur Brust geführt wird, wie eine Kompression der Schilddrüse, die dadurch aktiviert, also besser durchblutet wird.

Schließlich werden durch die Kompression und Dekompression ihre Bandscheiben passiv versorgt, und die Synchronisation von Atmung und Bewegung verbessert Ihre Körperwahrnehmung.

Cha-Cha-Hüften

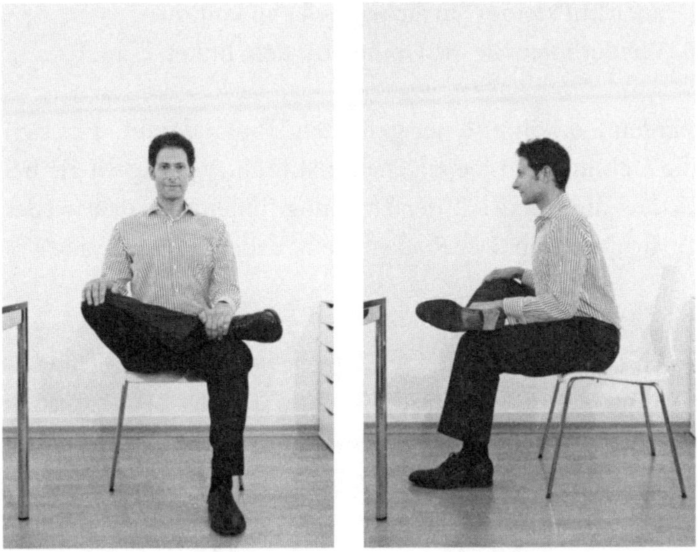

1. In die Haltung kommen: Nehmen Sie die zentrierte Sitzhaltung ein.
2. Legen Sie Ihren rechten Fuß auf das linke Knie. Wenn Sie können und mögen, ziehen Sie hierfür gerne die Schuhe aus.
3. Die linke Hand liegt locker auf dem rechten Knöchel. Mit Ihrer rechten Hand drücken Sie Ihr rechtes Knie <u>sanft</u> nach unten, bis Sie eine <u>leichte</u> Dehnung in der rechten Hüfte spüren.
   Achtung bei Hüfteinschränkungen: Sollten sich bei dieser Position Schmerzen im Knie bemerkbar machen, gehen Sie wieder soweit aus der Übung heraus, bis das Knie schmerzfrei ist.
4. Mit der Ausatmung beugen Sie sich mit <u>geradem Rücken</u> und <u>aus der unteren Wirbelsäule</u> leicht nach vorne, bis Sie eine Dehnung in der Hüfte spüren.

5. Halten Sie die Dehnung für 15 Sekunden. Wenn es sich angenehm anfühlt, versuchen Sie, mit jedem Ausatmen noch ein kleines Stückchen tiefer zu kommen.
6. Wiederholen Sie die Übung mit dem linken Bein.

Achten Sie während der gesamten Übung darauf, dass sich die Dehnung für Sie angenehm anfühlt. Verringern Sie bei Bedarf die Intensität der Dehnung, indem Sie sich wieder zurückbewegen. Der Rücken bleibt dabei immer gerade.

So hilft die Übung

Auch diese Übung ist eine Gegenbewegung zur geschlossenen Sitzhaltung. Durch die leichte Vorwärtsbeuge werden die Adduktoren und die Gesäßmuskulatur gedehnt und gleichzeitig der Übergang des Beckens zum Hüftbereich geöffnet. Durch die Vorwärtsbeuge wird die Dehnung intensiviert. Es ist wichtig, hier nicht zu übertreiben!

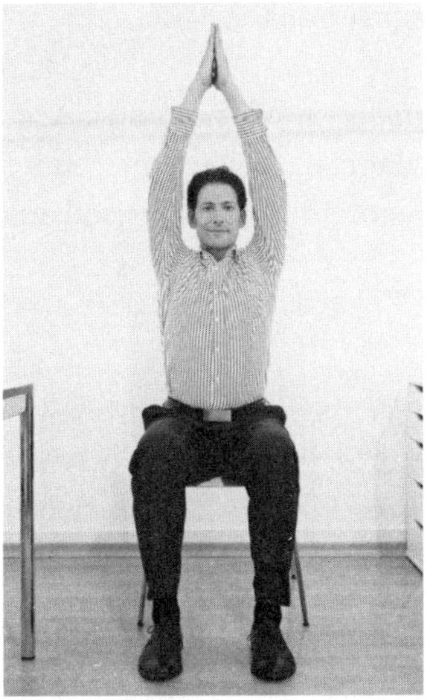

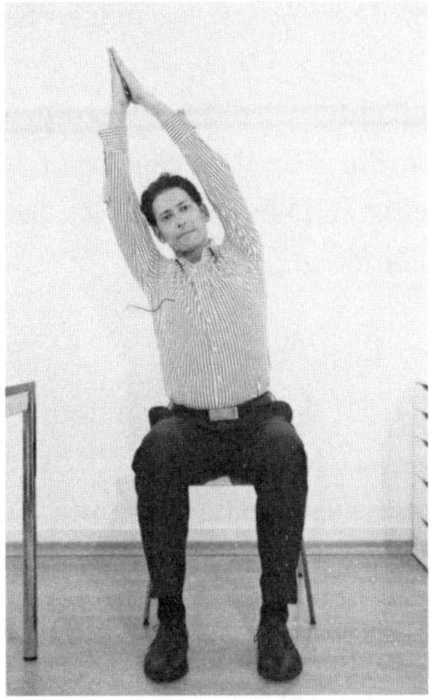

1. In die Haltung kommen: Nehmen Sie die zentrierte Sitzhaltung ein.
2. Bringen Sie Ihre Handflächen über Ihrem Kopf zusammen. Die Arme sind *gestreckt* und nah bei Ihren Ohren. Der Rücken bleibt gerade.
3. Konzentrieren Sie sich auf einen Punkt, der Ihnen gegenüberliegt.
4. Atmen Sie ein und dehnen Sie sich dabei noch weiter nach oben, als würden Sie versuchen, die Decke mit den Fingern zu berühren.
5. Atmen Sie aus und neigen Sie Ihren Oberkörper *in einer geraden Linie* nach rechts. Dabei gilt: Kinn hoch, Bauchmuskeln aktivieren und immer schön lächeln – auch wenn es anstrengend ist.
6. Halten Sie die Streckung für 10 Sekunden. Kommen Sie beim Ausatmen zurück in die Mitte.

7. Atmen Sie ein und strecken Sie sich noch einmal nach oben.
8. Beim Ausatmen neigen Sie sich zur linken Seite.

Leichter wird diese Übung, wenn Sie jeweils nur einen Arm in die Höhe strecken und sich dann in die Gegenrichtung neigen. Dabei vermeiden Sie außerdem, dass das Hemd aus der Hose rutscht.

So hilft die Übung

Durch die Seitwärtsneigung der Wirbelsäule kommt Bewegung in die kleinen Wirbelgelenke. Die Übung bewirkt außerdem eine Öffnung des Brustkorbs, was wiederum Lunge und Atmung zugutekommt und die seitliche Bauchmuskulatur fordert. Wir erhalten einen erfrischenden Energieschub und können so etwas gegen Müdigkeit am Schreibtisch tun.

Heldenverneigung vor der eigenen Größe

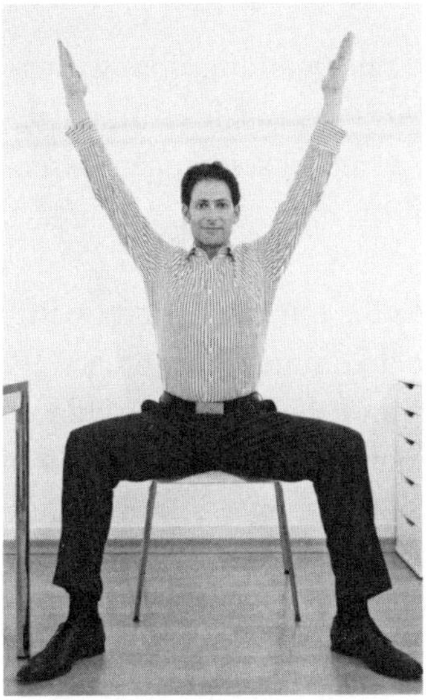

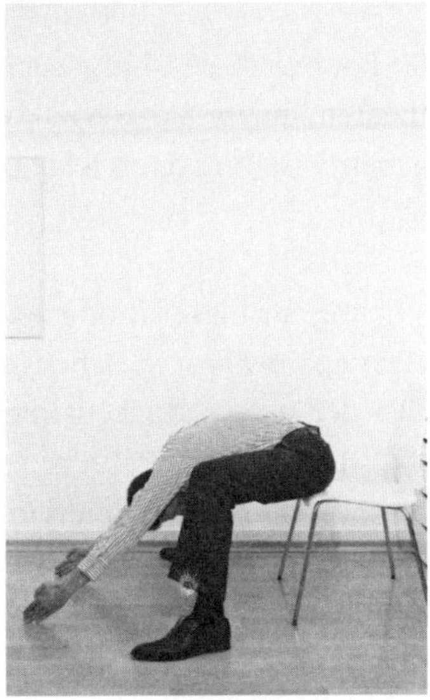

1. Stellen Sie Ihren Stuhl so auf, dass Sie vor sich genügend Platz haben.
2. In die Haltung kommen: Nehmen Sie die zentrierte Sitzhaltung ein. Die Beine sind leicht gespreizt, die Füße stehen etwa einen Meter voneinander entfernt fest auf dem Boden.
3. Strecken Sie beide Arme nach oben, als würden Sie versuchen, die Decke mit den Fingerspitzen zu berühren.
4. Nehmen Sie das Kinn hoch und beugen Sie sich bei der Ausatmung mit gestreckten Armen langsam nach vorn, wenn möglich, bis Ihre Fingerspitzen den Boden berühren. Die Bewegung kommt *aus der unteren Wirbelsäule*, der Rücken bleibt dabei so lange wie möglich gerade.
5. Halten Sie die Position für etwa 10 Sekunden. Atmen Sie ruhig und gleichmäßig.

6. Kommen Sie dann mit *geradem* Rücken langsam wieder hoch.

Sie können diese Übung auch als Entspannungsübung praktizieren, indem Sie sich so weit vorbeugen, wie es Ihnen angenehm ist, und dann Kopf und Arme locker hängen lassen.

So hilft die Übung

Wichtig für diese Übung ist, dass Sie mit einem gerade Rücken aus der Vorwärtsbeuge hochkommen. Dadurch werden der untere Rückenstrecker und die Bauchmuskulatur angesprochen. Der Rückenstrecker (*Erector spinae*) ist für die Aufrichtung, Rotation und Seitneigung der Wirbelsäule verantwortlich. Er stabilisiert den Rumpf und gewährleistet eine aufrechte Körperhaltung. Durch langes Sitzen und wenig Bewegung wird diese Muskelgruppe geschwächt, was Fehlhaltungen oder sogar Bandscheibenschädigungen nach sich ziehen kann.

Auch auf die Durchblutung hat diese Haltung interessante Auswirkungen: In der aufrechten Position werden die Bereiche der Hüftmuskulatur, der Adduktoren, des Brustkorbes, der Schultern und der Bauchregion geöffnet, in der Vorwärtsbeuge wird der untere Bauchabschnitt geschlossen. Die Gefäße werden kurzzeitig abgeschnürt, die Durchblutung verringert. Beim Auflösen der Vorbeuge kommt es dann zu einer relativ starken Durchblutung dieser Region (Staudammprinzip).

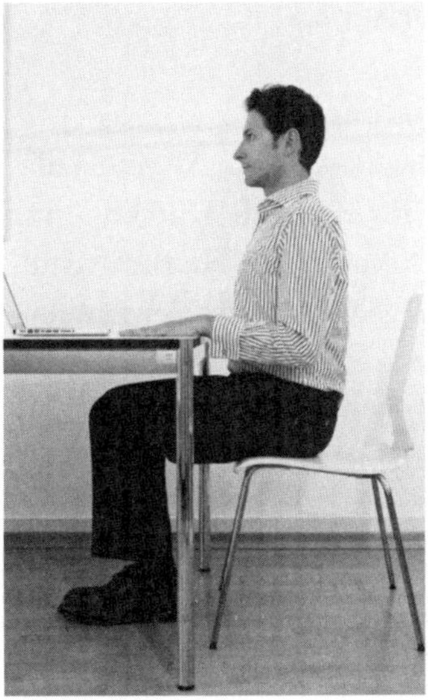 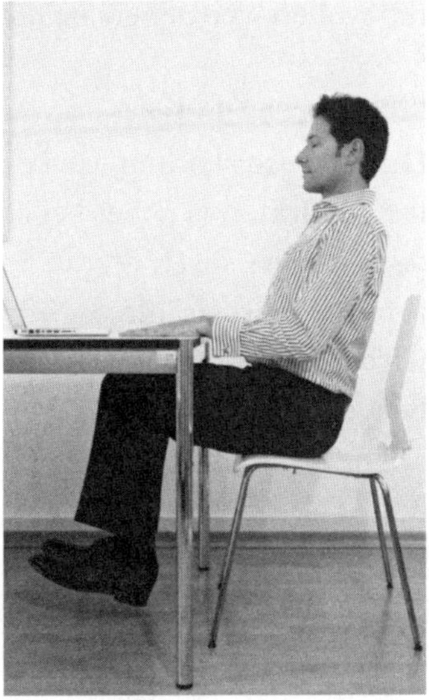

1. In die Haltung kommen: Nehmen Sie die zentrierte Sitzhaltung ein. Die Füße stehen eng beieinander.
2. Legen Sie die Hände vor sich auf den Tisch und pressen Sie die Handflächen in die Tischplatte.
3. Konzentrieren Sie sich auf einen gegenüberliegenden Punkt.
4. Heben Sie jetzt *gleichzeitig* beide Füße vom Boden. Halten Sie die Beine etwa 10 Sekunden oben. Atmen Sie *ruhig und gleichmäßig.* Wenn das Halten nicht gleich 10 Sekunden gelingt, verkürzen Sie die Zeit und arbeiten Sie sich dann langsam vor.
5. Lächeln Sie! Je entspannter Sie dabei aussehen, desto weniger wird Ihr Kollege merken, dass Sie Ihren Waschbrettbauch trimmen. Sie können auch gerne die Augen schließen und an das denken, was in den kommenden Stunden vor Ihnen liegt.

Wiederholen Sie die Übung dreimal. Lockern Sie dazwischen Ihre Schultern. Wenn Sie die Übung noch intensivieren wollen, versuchen Sie die Variation.

So hilft die Übung

Durch diese Haltung wird die Bauch- und Rückenmuskulatur gestärkt, was nebenbei auch für eine gute Durchblutung der Gewebe sorgt. Starke Bauchmuskeln wiederum schützen Ihre Wirbelsäule. Sie wirken wie ein Puffer der Lendenwirbelsäule, vor allem bei Überstreckungen in Rückwärtsbeugen.

Die hohe Intensität der Haltung ist ein Wachmacher und besser als jede Tasse Koffein.

Variation

1. In die Haltung kommen: Nehmen Sie die zentrierte Sitzhaltung ein. Die Füße stehen eng beieinander.
2. Umschließen Sie mit den Händen an beiden Seiten die Sitzfläche Ihres Stuhls. Die Arme liegen eng am Körper. Vergewissern Sie sich, dass Sie einen guten und stabilen Griff haben.
3. Konzentrieren Sie sich auf einen gegenüberliegenden Punkt.
4. Drücken Sie jetzt mit der Kraft von Armen und Oberkörper Ihren gesamten Körper von der Sitzfläche hoch.
5. Halten Sie die Position für 10 Sekunden oder für den Anfang, so lange sie können. Lächeln Sie! Sie können gerne auch die Augen schließen.

Wiederholen Sie die Übung dreimal. Lockern Sie dazwischen Ihre Schultern. Wichtig: Üben Sie diese intensive Variante nicht, wenn Sie zu Sehnenscheidenentzündungen neigen oder glauben, schwache Handgelenke zu haben!

Energietankstelle – Drehsitz

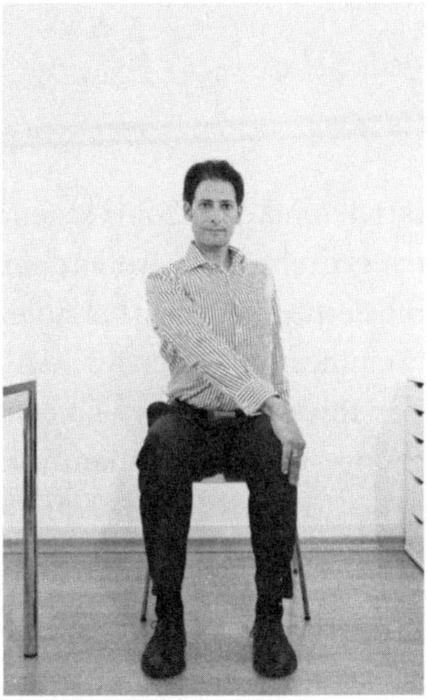

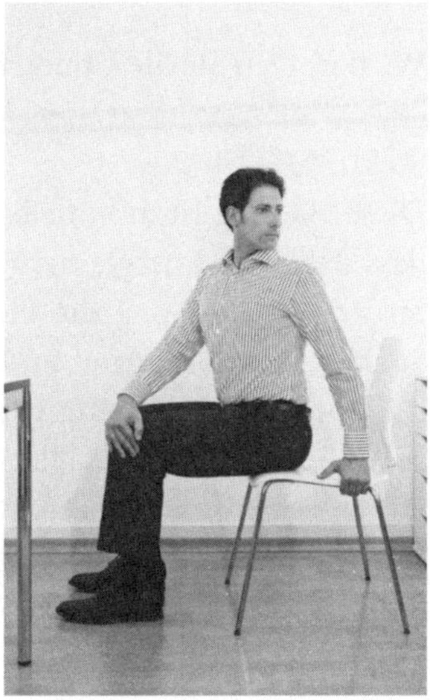

1. In die Haltung kommen: Nehmen Sie die zentrierte Sitzhaltung ein.
2. Nehmen Sie Ihre rechte Hand zum linken Knie und umfassen Sie mit der anderen Hand die Außenkante der Sitzfläche hinter Ihnen.
3. Drücken Sie mit der rechten Hand Ihr linkes Knie *sanft* nach innen. Üben Sie mit dem Knie einen *leichten* Gegendruck aus.
4. Richten Sie den Oberkörper beim Einatmen auf, gerade Wirbelsäule, und drehen Sie ihn beim Ausatmen nach links. Schauen Sie über Ihre linke Schulter hinweg. Der Rücken bleibt die ganze Zeit gerade.
5. Drehen Sie sich soweit, wie es sich angenehm anfühlt, und bleiben sie für zwei tiefe Atemzüge in dieser Haltung.
6. Kommen Sie für einen Atemzug zurück in die zentrierte

Sitzhaltung und wiederholen Sie die Übung auf der anderen Seite.

Wiederholen Sie die Übung für jede Seite.

So hilft die Übung

Diese Haltung ist unmittelbar aktivierend. Die Yogis sagen, dass dabei die Energie nach oben gedreht wird. Außerdem fördert die Drehung die Flexibilisierung der Wirbelsäule. Sie löst Verspannungen in den Schultern und der Rückenmuskulatur. Gleichzeitig wird der Rückenstrecker (*Erector spinae*) angesprochen. Die Drehung stimuliert zudem die Durchblutung der inneren Organe, was wiederum entgiftend wirken kann.

OfficeYoga® – alle Körperübungen im Überblick

Zentriertes Sitzen

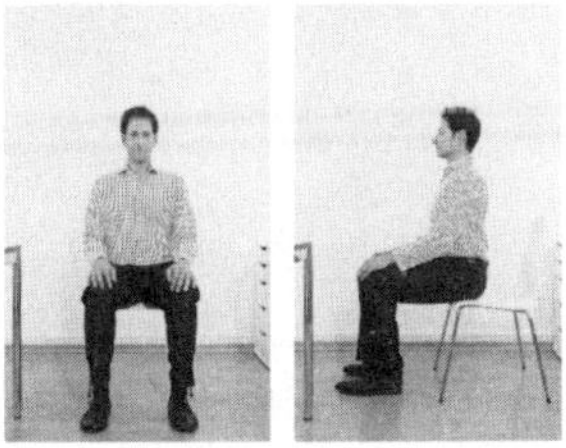

Entspannter Nacken

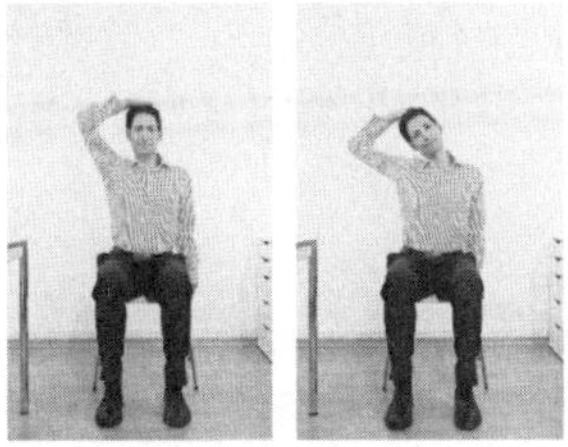

Offenes Herz

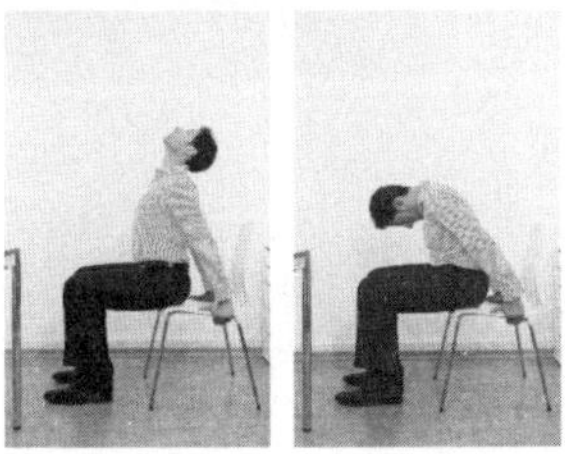

Cha-Cha-Hüften

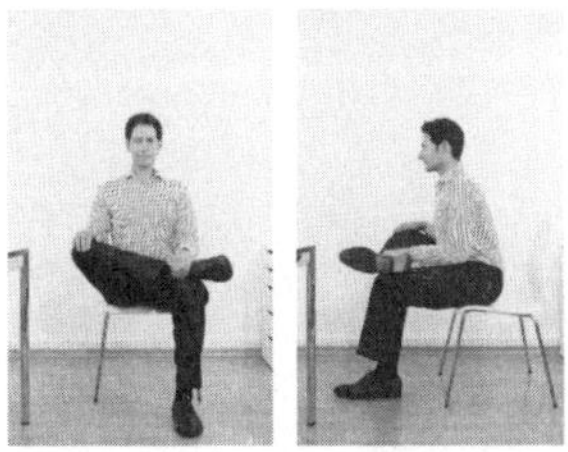

Flexibles Rückgrat

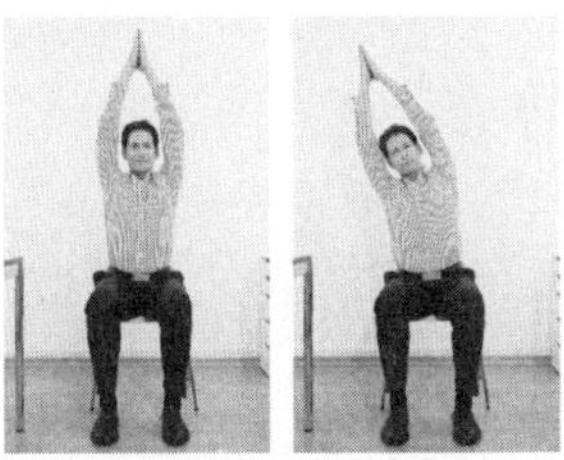

Heldenverneigung

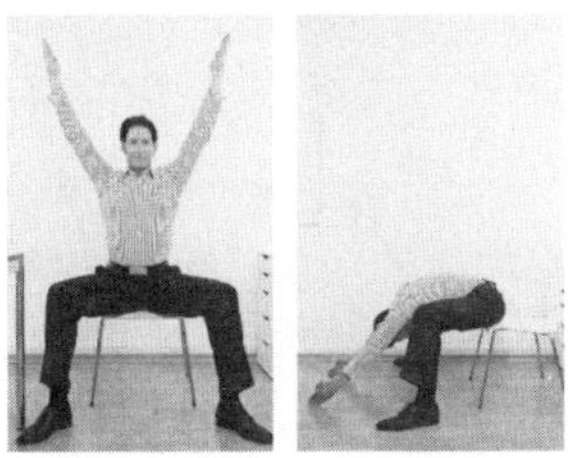

Ein starkes Bauchgefühl

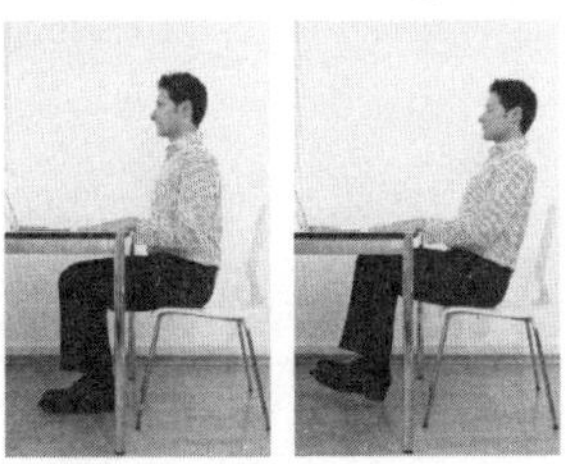

Drehsitz

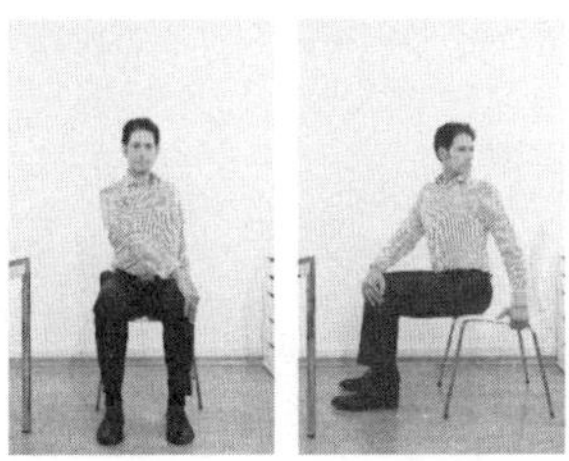

Kapitel 5: Körper – Vitale Ernährung

Die Wechselwirkung von Leistungsfähigkeit und Ernährung

Speisen, die Leben, Reinheit, Stärke, Gesundheit und Freude steigern, die schmackhaft, wohlriechend und angenehm sind, schmecken dem reinen Menschen.

Bhagavad Gita, 17.8

Eine Wissenschaft voller Widersprüche

Wir lesen es jeden Tag und überall: Die Menschen in den Industrienationen werden immer dicker. Die Fettleibigkeit, also die Steigerung des Übergewichts, ist auf dem schnellen Vormarsch, selbst bei Kindern. Als Ursache dieses katastrophalen Zustands mit erheblichen gesundheitlichen Folgen für die Betroffenen gilt eine falsche Ernährung. Aber wie sieht eine »richtige Ernährung« aus? An diesem Punkt wird es kompliziert.

Unter Ernährungswissenschaftlern scheint vor allem eines klar zu sein: Es gibt keine allgemeingültige Weisheit und keinen 100 Prozent »richtigen« Ernährungsstil. Immer mehr Studien kommen auf den Markt und scheinen sich im Widerlegen älterer und aktueller Erkenntnisse gegenseitig zu übertrumpfen. Das können wir beispielsweise an der aktuellen Fleisch-Diskussion verfolgen. Die einen Experten sagen, dass eine fleischlose Ernährung schädlich für den Körper sei, da die entsprechenden Proteine und Fettsäuren fehlen, die für den Aufbau der Gehirnmasse benötigt werden. Andere Experten haben wiederum genau das Gegenteil »bewiesen« und zusätzlich einen gesunden Effekt auf Blutdruck- und Blutfettwerte festgestellt.

Auch einige »Weisheiten« aus dem Volksmund tragen zur Verwirrung bei. Zu den häufig zitierten Irrtümern gehören:

- *»In Spinat ist besonders viel Eisen enthalten.«* Nicht zuletzt befördert von der berühmten Comic-Figur »Popeye« aus den 1920er Jahren, der immer eine große Dose Spinat aufmacht, um ordentlich Kraft zu tanken. Tatsächlich ist der Eisenanteil von Brokkoli und Linsen deutlich höher.
- *»Ein Schnaps nach dem Essen ist gut für die Verdauung.«* Richtig ist, dass Alkohol die Verdauung eher hemmt. Bei Völlegefühl wäre ein Kräutertee und kein Kräuterschnaps sinnvoll.
- *»Cola und Salzstangen helfen bei Durchfall.«* Bei Durchfall verliert der Körper Flüssigkeit und Nährstoffe. Salzstangen und Cola können hier nicht helfen. Zucker entzieht dem Körper Wasser und Kalium. Besser geeignet sind leicht gesüßte Tees und eine Elektrolytlösung aus der Apotheke.

Und dann gibt es da noch die unzähligen Ernährungsstile, bei denen einige behaupten, den Königsweg gefunden zu haben: unter ihnen Veganer, Rohköstler, vegane Rohköstler, Fruktarier, Ovo-Lacto-Vegetarier und so weiter und so fort. Jeder dieser Stile existiert aus guten Gründen, aber jede Richtung hat eben auch gesundheitliche Risiken. Sicher ist, dass keiner für sich reklamieren kann, den Stein der Weisen gefunden zu haben. Die Szene selbst sieht das oft anders und neigt zu dogmatischem Denken, was wiederum mit einem unangenehmen Missionierungseifer und einer Wertetyrannei einhergeht. Natürlich wird jemand, der aus ethischen

Gründen kein Fleisch isst, nicht so einfach ein Schnitzel essen wollen, weil irgendeine Studie belegt haben soll, dass es ohne tierisches Protein nicht geht. Aber unter den Dogmatikern gibt es sicher auch Vertreter, die es insgeheim nach den »verbotenen Früchten« gelüstet. Dieser Kampf zwischen Versuchung und Angst vor der späteren Reue erzeugt eine starke Stresssituation. Und wie wir gesehen haben, wirkt sich Stress fast immer negativ auf Körper, Geist und Seele aus, was für die Gesundheit weitaus problematischer ist. Übertriebener Verzicht im Sinne einer Selbstkasteiung ist immer ein mentales K.-o.-Programm, bei dem wir gesundes Essen durch einen kranken Geist ersetzen.

Festgefahrene Ernährungsstile bringen uns also auch nicht weiter.

Von welcher Seite wir das Thema auch betrachten, so scheint unterm Strich immer dieselbe Formel übrig zu bleiben: »Nichts Genaues weiß man nicht.« Immer up to date zu sein und die neuesten wissenschaftlichen Erkenntnisse für die eigene Ernährung zu berücksichtigen ist ziemlich anstrengend, und im Normalfall haben die wenigstens von uns dazu Zeit und noch weniger Lust. Trotzdem sollte man auf diesem Gebiet nicht vollkommen unwissend sein, denn das wäre ein Ausdruck von Avidya (siehe Kapitel 1) und würde früher oder später dazu führen, dass wir unter diesem Nicht-Wissen leiden. Wahrscheinlich wissen wir sehr genau, was wir alles nicht essen und trinken sollten. Aber wissen wir auch genug über das, was uns gut tut *und* sich einfach in unseren Berufsalltag integrieren lässt?

Generation Imbiss und Kantine

Wir haben in Kapitel 4 gesehen, dass alle wesentlichen Energieprozesse in den Zellen vonstattengehen. Sie wollen gut und mit hochwertiger Nahrung versorgt werden. Das ist die beste »Medizin« für unseren Körper, schlechte Ernährung hingegen ist Gift. In den letzten Jahrtausenden hat sich unser Körper nur wenig verändert. Um zu überleben, benötigen wir nach wie vor einen täglichen Mix aus verschiedenen Nährstoffen. In der Wissenschaft wird dabei zwischen Makro- und Mikronährstoffen unterschieden. Zu den Makronährstoffen zählen vor allem Kohlenhydrate, Fette und Proteine (Eiweiß), zu den Mikronährstoffen Mineralien, Spurenelemente und Vitamine. Mikronährstoffe sind essenziell für unseren Stoffwechsel und die Funktionsfähigkeit der Zellen und werden deshalb auch Vitalstoffe genannt. Weltweit sind jedoch gerade im Hinblick auf die Vitalstoffe teilweise schwerwiegende Mangelerscheinungen zu beobachten. Welche Folgen das für uns und unseren Berufsalltag hat, werden wir später noch im Detail betrachten.

In den Industrienationen ist der Zugang zu frischen und gesunden Lebensmitteln kein Problem. Im Gegenteil, das Angebot war wahrscheinlich nie besser als heute – und dennoch haben wir immer stärker mit Erkrankungen zu kämpfen, die auf eine mangelhafte Ernährung zurückzuführen sind. Ein Paradox, das jedoch leicht erklärt ist: Normalerweise signalisiert unser Körper genau, was ihm fehlt und guttut, aber diese Wahrnehmungsfähigkeit ist uns im Wirbelstrom der »Zuvielisation« mehrheitlich verloren gegangen. Und unser hektischer Alltag macht es leicht, der Versuchung nach Fertigprodukten und Fast Food zu erliegen. Sie sind an jeder Straßenecke verfügbar, kosten nicht viel und stillen *irgendwie* den ersten Hungeranflug. Wir wissen zwar, dass es ungesund ist, aber der Geruch und Geschmack lockt uns dennoch. Erste Studien liefern sogar ernstzunehmende Hinweise darauf, dass Fast Food abhängig machen kann.

Industriell stark verarbeitete Fertigprodukte und Fast Food weisen, wie wir bereits wissen, einen sehr hohen Kaloriengehalt auf und einen sehr geringen Anteil an Vitalstoffen. Der Körper wird uns diesen Mangel signalisieren, den wir dann als Hunger interpretieren. Wir haben uns also gerade in einer der großen Hamburgerketten vollgestopft und wollen gleich wieder essen. Ein fataler Kreislauf, der dank der vielen zusätzlichen Kalorien auf Dauer zu einer übermäßigen Gewichtszunahme führt.

Aber schlechte Ernährung hat noch einen weiteren Alltags-Komplizen: die Kantine. Ich habe mich schon oft gefragt, warum Innovations- und Produktivitätsprogramme zur Steigerung des Unternehmenswerts immer an den Kantinen vorbeigehen? Sie sind ein wichtiger sozialer Treffpunkt, für Mitarbeiter leicht erreichbar und meist recht günstig. Mit ausgewogenen, gesunden und leckeren Speisen könnte die Kantine zur Energietankstelle und damit zu einem Meilenstein für einen gesunden Büroalltag und leistungsfähige Mitarbeiter werden.

In der Wirklichkeit zaubern uns beliebte Kassenschlager wie der »SchniPo-Tag« (Schnitzel-Pommes), die »gesunde« Pasta-Aktionswoche und der in Fett und Panade ertränkte Fisch mit Buttersalzkartoffeln und versalzenem Kräuterquark jedoch sehr effiziente Energieräuber auf den Teller. Die Folgen sind am frühen Nachmittag in den Konferenzräumen und Büros zu sehen: schlappe Körper, müde Geister. Während die Mägen rumoren und Schwerstarbeit leisten, gehen die Gehirne in den Stand-by-Modus – das berüchtigte »Suppenkoma« hat Einzug gehalten. Frische

Ideen und konzentriertes Arbeiten sind so kaum noch möglich. Da hilft auch literweise Kaffee nichts. Um es in aller Deutlichkeit zu sagen: Das hat nichts mit Ernährung zu tun, sondern mehr mit schleichender Körperverletzung.

Müdigkeit, verringerte Konzentrationsfähigkeit und erhöhte Reizbarkeit sind Signale für einen Vitalstoffmangel. Dem Körper fehlt Energie, die wir gerade dann dringend benötigen, wenn der Stresspegel durch Entscheidungs- und Leistungsdruck steigt. Diesen Druck haben wir in unserer modernen Arbeitswelt permanent, und alle beklagen sich, dass er eher noch zunimmt. Durch Kantinenpampe und Imbissbuden-Zeugs verschlimmern wir völlig unnötig unsere Hamsterrad-Hölle!

Aber selbst wenn die Personal- und Kantinenchefs eine Aktionswoche mehr aufs Tapet heben oder die Salattheke aufhübschen würden, wäre uns nicht geholfen. Solange das SchniPo und die Fischpanade neben dem Fitnesssalat im Angebot stehen, wird die gesunde Alternative zum Ladenhüter. Warum? Wir sind schon zu sehr auf den verlockenden Duft der Fette und den Geschmack von Glutamat, Zucker und Salz konditioniert. Unser Ego spielt wieder mit …
Wir brauchen keine »Aktion Gesundheitswoche«, sondern ein Gesundheitsjahr oder besser ein Vitalitätsleben!

> *Körper, Geist und Ernährung bilden also ebenfalls ein Dreigespann, das miteinander in Verbindung steht. Unser Körper benötigt für alle Prozesse und Funktionen seine tägliche Portion an Wert-vollen Nährstoffen. Bei einer ungenügenden Nährstoffzufuhr muss er auf eigene Ressourcen zurückgreifen, die später an anderer Stelle fehlen, zum Beispiel bei der Energieproduktion.*

Trigunas für Nahrung und Geist

Natürlich haben sich auch die Yogis mit der Wirkung der Nahrung auf Körper und Geist auseinandergesetzt und eine einfache Untergliederung gefunden, an der man sich im Wirrwarr der Ernährungsstile sehr gut orientieren kann. Ihre Erkenntnisse basieren auf dem Energiekonzept der Trigunas, das uns schon in Kapitel 3 in Bezug auf den Geist begegnet ist. Demnach können wir die drei energetischen Trigunas-Eigenschaften unseres Geistes durch unsere Nahrung beeinflussen. So gibt es ermüdende (Tamas), anregende (Rajas) und ausgleichende/reine (Sattva) Lebensmittel. Anregungen für eine praktische Anwendung dieses Ernährungskonzepts finden Sie im Kapitel »Praxisleitfaden Vitale Ernährung« auf Seite 175.

Tamas

Zur Tamas-Nahrung gehören schwer verdauliche Kost wie Fleisch und Wurstwaren mit hohem Fettgehalt, Alkohol, industriell verarbeitete Fertigprodukte, verdorbene oder überreife Substanzen sowie Nahrung mit geringen Nährstoffen. Auch Völlerei fällt unter diese Kategorie. Tamas-Nahrung macht den Körper träge, und unter dieser Trägheit leidet auch der Geist, was wir im Suppenkoma sehr gut beobachten können. Analog zu dieser Kraftlosigkeit stellen sich oft düstere und depressive Gedanken ein.

Rajas

Hierunter fallen alle Speisen, die eine anregende beziehungsweise aufputschende Wirkung haben. Mit ihnen führen wir unserem Körper eine Extra-Dosis Energie zu. Zu viel Rajas-Nahrung überreizt jedoch den Körper und macht den Geist unruhig. Wir verlieren leichter die Geduld und die Kontrolle über unsere Emotionen, und in Stresssituationen drehen wir das Hamsterrad mit Rajas noch viel schneller.

Zu Rajas gehören alle Nahrungsmittel mit starken Auswirkungen auf die Geschmacksnerven: scharfe Gewürze und Kräuter, Kaffee, Schokolade, Süßigkeiten, Chips oder Limonade.

Die anregende Wirkung von Rajas-Speisen ist hilfreich, um eine Tamas-Passivität zu überwinden, allerdings nur, wenn wir dabei Maß halten. Übermäßiger Rajas-Konsum wirkt sich schädlich aus. Daher muss das Ziel sein, aus einem Rajas- schnell in einen Sattva-Zustand überzugehen.

Sattva

Sattva-Lebensmittel sind leicht verdaulich und vollwertig. Sie wirken vitalisierend, weil sie Kraft spenden, ohne unseren Körper und Geist zu belasten. Es ist die optimale Form der Ernährung, mit der wir alle wichtigen Nährstoffe in ausreichenden Mengen erhalten. Unser Körper ist gesund und kräftig, der Geist friedfertig und ausgeglichen. Wir haben immer ausreichend Energie und sind bereit für unsere Herausforderungen.

Zu den Sattva-Speisen gehören vor allem Vollkornprodukte, frisches Obst und Gemüse, Hülsenfrüchte, unverarbeitete Fruchtsäfte, Nüsse, Sprossen und Kräutertee – alles am besten aus ökologischem Anbau.

Wenn wir Sattva-Nahrung zu uns nehmen, können wir sogar unsere Wahrnehmungsfähigkeit steigern. Warum? Ganz einfach, ist der Magen voll und schwer mit Tamas-Kost, richtet sich der Körperfokus auf die Verdauung der »Pampe«. Sind wir aufgeputscht durch Rajas-Speisen, übersehen wir äußere und innere Einflüsse. Sind wir aber in einem ausgeglichenen und nicht abgelenkten Zustand, den wir schon in Kapitel 3 bezüglich des Geistes erläutert haben, dann hat unsere Wahrnehmung genügend Raum.

Kraftvolle Energiemanager

Wie wir gesehen haben, wirkt ein ausgeglichener Nährstoffhaushalt regulierend auf unseren Organismus und erhält unsere Gesundheitsbalance. Die Nährstoffe, die dafür besonders wichtig sind, will ich Ihnen im Folgenden in einem ersten Überblick vorstellen. Dabei handelt es sich allerdings nur um einen kurzen Abstecher in die Welt der Mineralien, Spurenelemente, Vitamine, Fettsäuren und Ballaststoffe. Wenn Sie sich – auch im Sinne von Avidya-Vermeidung – detaillierter informieren wollen, dann rate ich Ihnen zu einem Blick in die Fachliteratur. Außerdem sollten Sie einmal pro Jahr ein Blutbild machen lassen. Besprechen Sie mit Ihrem Arzt, was genau untersucht werden soll, und lassen Sie sich die Ergebnisse und eventuelle Handlungsnotwendigkeiten erläutern.

Magnesium – der Energiemanager

Magnesium ist entscheidend für die Sauerstoffversorgung der Zellen, es beruhigt übernervöse Nervenübertragungen und entspannt die Muskulatur. Gemeinsam mit Vitamin D vermindert es den Knochenabbau. Mit einem Mangel werden wir schnell müde, nervös, unkonzentriert und weniger stressresistent.

Die Magnesium-Kantine:

Quinoa, Amarant, Eier, Geflügel, Fisch, Bananen, Beeren,

Spinat, Haferflocken; mit Alkohol scheiden wir Magnesium aus.

OfficeYoga®-Tipp zum Ausprobieren: Vor dem Schlafengehen Magnesiumcitrat aus der Apotheke einnehmen. Die beruhigende Wirkung kann den Schlaf verbessern.

Kalzium – der Knochenmanager

Dass wir für starke Knochen Kalzium benötigen, hat wohl jeder schon mal gehört. Unsere Knochenzellen werden permanent auf- und abgebaut, und für diesen dauerhaften Umbau wird Kalzium in die Knochen eingelagert. Bewegung fordert die Knochen auf, mehr Kalzium einzulagern. Vitamin C, D und K befördern die Kalziumeinlagerung, was die Knochendichte und damit auch die Bruchsicherheit erhöht. Rauchen hingegen gefährdet die Knochendichte.

Kalzium wirkt aber auch auf die Nerven. Wo Magnesium eher beruhigend wirkt, ist es an der Erregung von Muskeln und Nerven beteiligt und ermöglicht eine Weiterleitung von Impulsen im Nervensystem. Das ist beispielsweise wichtig, damit sich Muskeln zusammenziehen.

Die Kalzium-Kantine:
Eier, Haferflocken, Mandeln, Haselnüsse, Kürbis, Kohl, Brokkoli, Fenchel, Milchprodukte, Amarant, Bananen, kalziumreiches Wasser, Mohn, Orangensaft.

OfficeYoga®-Tipp: Kalzium sollte man über den Tag verteilt zu sich zu nehmen, zum Beispiel morgens durch einen unverarbeiteten Orangensaft und am Nachmittag mit einer kleinen Handvoll Nüsse.

Kalium – der Blutdruckmanager

Kalium ist eines der wichtigsten Mineralien und hat mehrere Aufgaben. Zum einen reguliert es zusammen mit Magnesium den Blutdruck und Herzschlag. Zum anderen ermöglicht es den Informationsaustausch zwischen den Zellen, was eine wichtige Voraussetzung für das Funktionieren der Organe, des Herzens und des Nervensystems ist. Eine bessere Kaliumzufuhr soll zudem eine höhere Ausscheidung von Kalzium verhindern.

Die Kalium-Kantine:
Kürbis, Fenchel, Spinat, Pilze, Rosenkohl, Kartoffeln, Avocado, Salat, Tomaten, Trockenobst, Erdnüsse, Walnüsse, Bananen, Pflaumen, Johannisbeeren.

OfficeYoga®-Tipp zum Ausprobieren: Kalium wird beim Kochen leicht ausgeschwemmt. Daher ist es gut, öfters einen Rohkosttag einzulegen oder das Gemüse im Dampfgarer zuzubereiten.

Eisen – der Sauerstoffmanager

Eisen ist genau genommen ein Spurenelement, weil es nur in sehr geringen Mengen im Körper vorhanden ist. Es spielt eine entscheidende Rolle für den Transport und die Aufnahme von Sauerstoff sowie die Zellfunktionen insgesamt. Es ist an der Energiebereitstellung in den Zellen sowie an der Bildung von Hormonen und Botenstoffen beteiligt. Viele pflanzliche Lebensmittel enthalten mehr Eisen als tierische Produkte, allerdings wird das Eisen aus pflanzlicher Kost in der Regel weniger gut aufgenommen. Vegetarier sollten daher darauf achten, mehr als die empfohlene Tagesdosis Eisen zu sich zunehmen, um diesen Effekt auszugleichen. Ein Eisenmangel zeigt sich durch Antriebslosigkeit, Hauterkrankungen und

Störungen des Nagel- und Haarwachstums. Eisenmangel ist weltweit verbreitet und sollte nicht unterschätzt werden, er kommt allerdings bei Frauen weitaus häufiger vor als bei Männern.

Die Eisen-Kantine:
Schweineleber, Kalbsleber, Rote Beete, Pfifferlinge, Wirsing, Feldsalat, Möhren, Erbsen, Linsen, Haferflocken, Roggenvollkornbrot und Trockenfrüchte. Und wie schon eingangs angemerkt: Ein Rindersteak enthält weniger Eisen als eine Portion Linsen!

OfficeYoga®-Tipp: Erhöhen Sie die Eisenaufnahme, indem Sie kleine Mengen Vitamin C mit dem Eisen zu sich nehmen, zum Beispiel einen bunten Salat mit Linsen, Nüssen und Zitronensaftdressing.

Eiweiß – der Manager des Lebens

Körperzellen, Enzyme, Hormone und Antikörper sind aus Eiweißen (Proteinen) gemacht. Für die Zellerneuerung ist eine kontinuierliche Zuführung von Eiweiß erforderlich. Außerdem spielt Eiweiß auch als Energielieferant eine wichtige Rolle in unserem Organismus. Durch den sehr hohen Fleischkonsum in den Industrienationen kommt ein Proteinmangel kaum vor. Lange Zeit galt Fleisch als wertvollste Eiweißquelle, aber inzwischen konsumieren wir eher zu viel Fleisch und nehmen mit den tierischen Produkten, vor allem Wurstwaren und Käse, jede Menge schädlicher Fette zu uns. Das führt nicht nur zu Übergewicht, langfristig steigern wir dadurch auch das Risiko von Herz-Kreislauf-Erkrankungen. Ganz besonders gesundheitsschädlich ist Billigfleisch aus Massentierhaltung. Diese Tierhaltung ist nicht nur aus ethischen, sondern auch aus gesundheitlichen

Gründen absolut fragwürdig. Die Tiere erhalten in großen Mengen Wachstumshormone, Antibiotika und Impfstoffe. Der Mensch nimmt diese Substanzen über die tierischen Produkte auf und entwickelt nach und nach Resistenzen, sodass zum Beispiel ein Antibiotikum im Krankheitsfall nicht mehr hilft. Diese Entwicklung ist auf dem Vormarsch, dem Billig-Schnitzel im XXL-Format sei Dank! Von dem Gedanken, dass Fleisch zu einem guten Leben gehört, sollten wir uns endlich verabschieden! Wir leben nur dann wirklich besser, wenn wir auf hochwertiges Fleisch achten.

Eiweiß-Kantine:
Fleisch, Seefisch, Eier, Magerquark, Tofu, Parmesan, Quinoa, Linsen, Erdnüsse, Mandeln, Bohnen, Haferflocken, Roggen, Dinkel, Chia-Samen, Hanf.

OfficeYoga®-Tipp: Beginnen Sie den Tag mit einem Porridge aus Haferflocken, aufgequollenen Chia-Samen und frisch geschnittener Banane. Mehr Eiweiß geht schon fast nicht mehr.

Leistungsdieb Zucker

Jeder Kopfarbeiter kennt das Phänomen des Nachmittagstiefs. Wir fühlen uns irgendwie schlapp und haben zudem einen Heißhunger auf Süßes. Das Gehirn ruft nach Glucose, um die Konzentrationsfähigkeit aufrechtzuerhalten. Wird der Bedarf mit Schokoriegeln oder Kuchen bedient, schießt der Blutzuckerspiegel nach oben, um kurze Zeit später genauso stark wieder abzustürzen. Wir merken es vielleicht nicht, aber im Körper gehen dadurch viele Alarmglocken an, und die Leber muss Höchstleistungen vollbringen, um das Zuckerchaos halbwegs auszugleichen. Wer regelmäßig und viel Zucker konsumiert, erhöht die Wahrscheinlichkeit eines geschwächten Immunsystems und zunehmender Antriebslosigkeit.

Zucker, ganz besonders in raffinierter Form, ist für unseren Körper ohne jede positive Wirkung. Es enthält nach der Raffinade keinerlei Mineralien und Vitamine mehr. Zurück bleiben nur noch leere Kalorien. Das Problem ist, dass wir an dieser Form des Zuckers kaum noch vorbeikommen, weil es als guter Geschmacksträger gilt. Neben den offensichtlichen Zuckerbomben ist es »versteckt« in nahezu allen Fertigprodukten, -saucen, -dressings, Limonaden (auch in Bio-Limonaden), verarbeiteten Milchprodukten, Müslis und Müsliriegeln, ja selbst im Brot. Es ist daher ratsam, die Inhaltsstoffe auf der Verpackung zu studieren, die immer in der Reihenfolge des Anteils am Gesamtprodukt aufgelistet sind. Nicht selten finden wir dort Zucker unter den Top 5, was das scheinbar »gesunde« Produkt dann zu einer leeren Kalorienbombe macht.

Eigentlich benötigt unser Gehirn keine zusätzliche Glucose von außen, denn wir können genug Energie aus Früchten, Gemüse und vollwertigen Lebensmitteln erzeugen. Wer dennoch auf gesüßte Speisen nicht verzichten möchte, findet mittlerweile viele natürliche Alternativen:

- *Stevia* ist sehr viel süßer als Zucker, daher reichen schon sehr geringe Mengen aus. Stevia gilt in Südamerika als Heilpflanze und ist seit Kurzem auch in Europa zugelassen.
- *Agavendicksaft* wartet mit unwesentlich weniger Kalorien auf als Zucker, ist aber nicht verarbeitet und enthält viele Nährstoffe, die dem Zucker durch die Raffination entzogen worden sind.

- *Reissirup* ist ein aus Reis gewonnener Sirup und reich an Mineralstoffen wie Eisen, Magnesium und Kalium. Reissirup lässt den Blutzuckerspiegel nicht so schnell hochschießen und ist auch in der Kinderernährung eine gute Alternative zu normalem Zucker.
- *Birkenzucker* (auch Xylitol genannt) enthält deutlich weniger Kalorien als Zucker und ist deshalb auch für Diabetiker geeignet. Es wirkt nachgewiesenermaßen antikariogen und soll zudem den Zahnschmelz remineralisieren.
- *Kokosblütenzucker* gilt als einer der nachhaltigsten Zucker der Welt, da er ressourcenschonend gewonnen wird. Dieser Zucker enthält ähnlich viele Kalorien wie normaler Haushaltszucker, dafür ist er jedoch sehr reich an Mineralien.

> *Mit einer ausgeglichenen und vollwertigen Ernährung beugen Sie einem Raubbau durch Mangelerscheinungen vor und helfen Ihrem Körper, vital und gesund zu bleiben. Das ist die Grundvoraussetzung für eine dauerhafte Leistungsfähigkeit.*

Basisausstattung Ernährungsumstellung

Gesunde Ernährung = Verzicht auf Genuss?

Wer gibt schon gerne liebgewonnene Gewohnheiten auf? Die Kaffeeliter, Schokoriegel und Schnitzel – sie schmecken doch so gut. Und ein bisschen Spaß soll das Leben doch auch machen, oder? Aber bedeutet eine Umstellung auf eine vitale Ernährung wirklich eine Einbuße von Spaß und Genuss? Genuss ist eine rein subjektive Empfindung und leere

Lebensmittel führen immer zu Fehlempfindungen. Warum? Sind die Zellen unzufrieden mit der Versorgung, geben sie uns umgehend ein entsprechendes Signal. Wir interpretieren das als erneuten Hunger und wollen mehr. Nur mit einer echten Sättigung der Zellen kann der Körper die richtige Energie zur Verfügung stellen, die wir brauchen, um ausgeglichen und zufrieden zu sein.

Gesunde Ernährung = Verzicht auf Geschmacksvielfalt?

Vielen Menschen, denen eine Umstellung gelingt, erfahren recht schnell, dass der Bedarf nach Fetten, Zucker und Salzen drastisch zurückgeht und im Gegenzug der »Heißhunger« auf frisches Gemüse und Obst zunimmt. Vitalitätsliebhaber entdecken für sich den echten unberührten Geschmack und einen neuen Genuss. Statt des gefürchteten Verzichts erleben wir einen deutlichen Zugewinn an Lebensqualität und Entdeckungsfreude an neuen Lebensmitteln und neuen Gerichten. Nicht selten wird dann augenfällig, welche »müde machende Pampe« wir jahrelang in uns reingeschaufelt haben, die uns nicht nur dick werden ließ, sondern auch kein bisschen geholfen hat, uns aus der morgendlichen Antriebslosigkeit und dem Suppenkoma am Nachmittag rauszuholen.

Gesunde Ernährung = Ein zu unüberschaubares Feld?

Wie schon gesagt: Beim Thema Ernährung scheiden sich die Geister und mit diesem Buch kann ich Ihnen lediglich Anregungen und keine Universalrezepte geben. Halten Sie sich am besten an die Grundidee des Yoga und machen Sie Ihre eigenen Erfahrungen. Probieren Sie die verschiedenen Ernährungsstile eine Zeit lang aus. Es gibt in diesen Szenen viel zu lernen und zu entdecken. Wenn wir die Dogmen herausfiltern, können wir sehr interessante Impulse für unseren Alltag mitnehmen. Zum Beispiel ersetzen Veganer Nudeln gern durch Zucchini-Spaghetti: Dafür schneiden sie die Zucchini mit einem Spiralschneider in lange dünne Streifen, legen sie für eine Minute in kochendes Wasser und haben ganz fix eine leichte Alternative zu den kohlenhydratreichen Nudeln. Bei Rohköstlern sind Chia-Samen sehr beliebt, sie enthalten sehr viel Eiweiß (mehr als weißes Fleisch), Kalzium, Eisen sowie eine optimale Zusammensetzung aus Omega-Fettsäuren. Solche Kleinigkeiten, die uns in unserem normalen Ernährungstrott wahrscheinlich nicht in den Sinn gekommen wären, können unseren Ernährungsplan bereichern und abwechslungsreicher gestalten.

Gehen Sie also mit einem offenen Geist auf Entdeckungsreise, nehmen Sie für sich das mit, was gesund ist und zu Ihrem Lebensstil passt. Bleiben Sie offen für neue Erfahrungen und unerwartete Genusserlebnisse!

Gesunde Ernährung – Kleine Orientierungshilfen

Ganz gleich, für welchen Ernährungsstil Sie sich am Ende entscheiden, die nachfolgenden Hinweise eignen sich gut als Faustregeln für eine ausgewogene und gesunde Grundversorgung von Körper, Geist und Seele.

1. Essen Sie *mindestens* 80 Prozent vital bewusst und gönnen Sie sich *höchstens* 20 Prozent Luxusgenuss. Vitalitäts-

fördernd sind Gemüse, Vollkornprodukte, Obst und frische Säfte. Unter Luxusgenuss fallen alle tierischen Produkte, Kaffee, Alkohol, Gebäck und Schokolade.

2. Vermeiden Sie Flüssigkeitsmangel! Trinken Sie überwiegend Kräutertee und stilles Wasser. Besorgen Sie sich eine schöne Karaffe (1,5 Liter) und leeren Sie diese, bevor Sie Feierabend machen.
3. Morgens sollte der Schwerpunkt auf Ballaststoffen, Eiweiß, Kalzium und Eisen liegen.
4. Mittags ist Rohkost oder dampfgegartes Gemüse ideal, also eine hohe Zufuhr an Vitalstoffen, die ansonsten beim Kochen verloren gehen.
5. Abends sollte man auf leicht verdauliche Kost setzen, damit der Schlaf nicht durch eine schwere Verdauung belastet wird. Eine kleine Portion trägt ebenfalls dazu bei, unbeschwert ein- und durchzuschlafen.
6. Vertrauen Sie mehr und mehr Ihrem Körper. Lassen Sie nicht Ihren Appetit, sondern Ihren Hunger entscheiden. Mit etwas Erfahrung lernen Sie einzuschätzen, was Sie wirklich brauchen.
7. Nehmen Sie sich Zeit zum Essen und genießen Sie ganz bewusst. Achten Sie auf eine entspannte Stimmung mit Ihren Kollegen, Freunden oder der Familie. Fördern Sie die Qualität dieser Zeit und verabreden Sie sich mit Kollegen oder Freunden, statt alleine essen zu gehen.
8. Seien Sie nicht zu streng mit sich selbst! Gelüste zu haben ist normal, und hin und wieder sollten wir ihnen auch nachgeben. Aber bitte ohne Reue! Schuldgefühle sind nicht das Ziel von gesunder Ernährung. Sobald wir Nahrung zu einem Dogma machen, leben wir im Dauerverzicht und schaffen uns einen mächtigen Stressfaktor.

Praxisleitfaden Vitale Ernährung

Die folgenden Anregungen sollen Sie dazu einladen, selbst kreativ zu werden. Sollten Sie Nahrungsmittelunverträglichkeiten haben, wandeln Sie die Anregungen bitte entsprechend ab.

Morgens

Hochwertige Ballaststoffe geben die Energie nur langsam ab. Dadurch bleiben wir länger satt und halten leicht bis zum Mittagessen durch.

Porridge

Porridges sind ideal zum Frühstück, weil Sie damit in einer Mahlzeit sehr viele wichtige Nährstoffe aufnehmen können. Sie sind einfach zuzubereiten und in alle möglichen Geschmacksrichtungen gestaltbar.

Einfaches Rezept für 2 Personen:

- *1 Tasse Haferflocken mit 3 Tassen Milch (oder Alternativen wie Mandel-, Reis-, Hafermilch) zu einem Brei aufwärmen und dann nach Belieben verfeinern.*
- *Zum Verfeinern eignen sich zum Beispiel: aufgequollene Chia-Samen, Cranberries, Kokosflocken, Bananenbrei, geriebener Apfel, gehacktes Trockenobst und Zimt.*

Trinken Sie dazu ein Glas Orangensaft, am besten frisch gepresst.

Schnelles Frühstück to go: Green Smoothie

Oft genug fehlt morgens die Zeit für ein gemütliches Frühstück. Wenn es schnell gehen soll, sind Grüne Smoothies eine gute Alternative. Das Beste daran: Sie liefern alles, wonach unser Körper verlangt. Sie können am Vorabend vorbereitet werden und in einem geeigneten Gefäß sogar mit ins Büro genommen werden.

Für die Zubereitung wird ein Hochgeschwindigkeitsmixer benötigt. Je leistungsstärker das Gerät ist, desto feiner und cremiger werden die Zutaten püriert. Smoothies können im Kühlschrank problemlos zwei Tage aufbewahrt werden.

Einfaches Rezept für 2 Personen:

- *1 Banane, 1 Handvoll Spinat oder Wildkräuter, 1 ganzen Apfel (in den Kernen stecken wertvolle Enzyme für die Verdauung), 1 Orange (ohne Schale) mit stillem Wasser bedecken und zu einer leicht cremigen Konsistenz mixen.*
- *Frucht-Variationen zum Ausprobieren: Ananas, Mango, Passionsfrucht, Kiwi, Birne, Weintrauben, Beeren.*
- *Green-Variationen: Spinat, Avocado, Kohl, Wildkräuter, Salate, Gurke.*

Ob frisch, aus der Tiefkühltruhe oder aus dem Glas: Achten Sie auf hochwertige und unverarbeitete Zutaten. Die Anteile können Sie je nach Geschmack variieren und so eher fruchtige oder eher grüne Smoothies zaubern.

Mittags

Power-Salat

Das beste Mittel, um dem Suppenkoma zu entkommen, sind Salate.

Ein leichter und vollwertiger Power-Salat liefert alles, was wir mittags brauchen, und lässt sich ohne großen

Aufwand am Vorabend zubereiten. Damit es nicht langweilig wird, können Sie diese Mahlzeit nach einer Art Baukastensystem mit immer neuen Zutaten zusammenstellen, auf die Sie gerade Lust haben.

Basisrezept für einen vollwertigen Salat:

- *40 Prozent Getreide oder Hülsenfrüchte, zum Beispiel Quinoa, Buchweizen, Linsen, Bohnen, Kichererbsen, Couscous oder Hirse.*
- *40 Prozent Gemüse: Ob Tomate, Gurke, Fenchel, Karotte, Avocado oder Brokkoli – hier ist alles erlaubt.*
- *20 Prozent Salat, zum Beispiel Blattsalat, Rucola, frischer Spinat oder Sprossen.*
- *Zum Verfeinern eignen sich Nüsse, Leinsamen, Kürbiskerne, Sonnenblumenkerne und frische Kräuter (Petersilie, Minze, Schnittlauch, Dill).*
- *Das Dressing mixen Sie aus Zitronensaft oder Apfelessig und einem guten Öl (Leinöl, Hanföl, Olivenöl).*
- *Wenn Sie Fleisch dazugeben möchten, dann reduzieren Sie einfach den Getreideanteil um die Hälfte und nehmen dafür 20 Prozent Fleisch. Natürlich vorzugsweise hochwertiges und mageres Fleisch.*

Nachmittags

Überwinden Sie Ihr Nachmittagstief doch einmal anders. Nehmen Sie statt der vierten Tasse Kaffee und dem Schokoriegel lieber einen Kräuter- oder Ingwertee und ein paar getrocknete Früchte (zum Beispiel Datteln) und dazu eine kleine Handvoll Nüsse.

Abends

Abends wird der Körper auf die Nachtruhe vorbereitet. Dazu ist es sinnvoll, nicht nur die äußeren Reize, sondern auch die Nahrung zu reduzieren. Jetzt nicht mehr schwer zu essen trägt entscheidend dazu bei, dass wir leichter einschlafen und am nächsten Morgen wieder frisch aufwachen.

Das gilt umso mehr, wenn Sie am nächsten Morgen ein wichtiges Meeting beziehungsweise einen anspruchsvollen Tag haben. Verzichten Sie auf Alkohol und schwere Hausmannskost. Nehmen Sie die letzte Mahlzeit spätestens drei Stunden vor der Nachtruhe zu sich.

Leichte und schnelle Alternativen für das Abendessen:

- *Gemüse-Suppen (Karotten-Ingwersuppe, Kürbis-Suppe, Kartoffel-Suppe etc.). Mit einem Mixer gelingt die Zubereitung im Handumdrehen.*
- *Wenn Sie Fleisch oder Fisch essen wollen, dann nehmen Sie gedünsteten Fisch oder mageres Huhn mit einer leichten Beilage im Verhältnis 1/3 : 2/3.*
- *Schnelles Ofengemüse: Schneiden Sie dafür einfach verschiedene Gemüsesorten in mundgerechte Stücke (garen Sie gegebenenfalls im Dampfgarer vor), vermischen Sie alles mit einem leichten Dressing aus Öl, Salz, Pfeffer und wonach Ihnen sonst der Sinn steht. Garen Sie dann alles langsam in einem Bräter oder auf einem Blech im Backofen. Anschließend mit frischen Kräutern abschmecken und, wenn Sie mögen, mit Crema di Balsamico verfeinern.*

OfficeYoga®-Toolbox für Restaurant-Besuche

Wenn wir uns gesund ernähren möchten, stellen Essenseinladungen oder Restaurantbesuche oft eine kleine Herausforderung dar. Die einfachste Lösung hierfür ist: Betrachten Sie es als eine Ausnahme, bei der Sie sich alles gönnen, und genießen Sie. Riechen Sie, wie es duftet, nehmen Sie kleine Happen in den Mund, essen Sie langsam und hören Sie auf, wenn sie merken, dass sie im Begriff sind, satt zu werden. Gleichen Sie eventuelle »Fehltritte« in den kommenden Tagen aus, indem Sie mehr fordernde Bewegung in den Alltag einbauen, zu allen Tageszeiten leicht essen und auf Alkohol, Limonaden, Zucker und dergleichen bewusst verzichten. Wenn Ihnen das schwerfällt, versuchen Sie es mit den folgenden Anregungen:

- *Wenn Sie abends im Restaurant verabredet sind, essen Sie mittags eher leicht: überwiegend Rohkost und vegan (also ohne tierische Eiweiße).*
- *Verzichten Sie auch am Abend möglichst auf tierische Eiweiße und Kohlenhydrate. Die liegen Ihnen nachts nur schwer im Magen. Bevorzugen Sie vegetarische Speisen. Wenn das nicht gehen sollte, dann entscheiden Sie sich für Fisch oder mageres weißes Fleisch.*
- *Wenn es möglich ist, wählen Sie eher Dreiviertel-Portionen oder essen Sie nur drei Viertel auf. Essen Sie langsam und bewusst und genießen Sie in vollen Zügen.*
- *Trinken Sie mehr Wasser als Alkohol. Alkohol ist Luxus pur, das heißt eher nippen als runterkippen. Vermeiden Sie harten Alkohol als Aperitif oder Digestif.*
- *Verzichten Sie auf das Dessert oder wählen Sie zumindest eine kleine Portion »zum Probieren«. Wenn möglich, teilen Sie sich das Dessert mit einem Tischpartner.*

Kapitel 6: Ein OfficeYoga®-Tag

In diesem kurzen Abschlusskapitel soll das erworbene Wissen noch einmal durch praktische Anschauung mit Leben gefüllt werden. Dafür begleiten wir Anna auf einem beispielhaften Arbeitstag, der nicht ganz so reibungslos verläuft.

Anna arbeitet in einem mittelständischen Unternehmen als Kundenprojektmanagerin. Sie ist verheiratet und hat eine kleine Tochter. Heute hat sie ein Treffen mit einem wichtigen Kunden und wird das Gespräch leiten. Das gemeinsame Projekt läuft leider nicht rund. Deshalb haben ihre Kollegen und sie viel Arbeit in die Vorbereitung des Meetings investiert. Dabei konnten sie sehr detailliert nachweisen, dass die meisten Unwägbarkeiten in diesem Projekt nicht auf das Konto ihres Teams gehen. Alle sind zuversichtlich, dass sie heute die schlagenden Argumente haben werden. Annas perfektionistischem Qualitätsanspruch an die eigene Arbeit sei es gedankt!

Morgens

Der Wecker klingelt. Eigentlich ist es Zeit zum Aufstehen, aber Anna bleibt noch einen Moment liegen. Sie drückt die Snooze-Taste ihres Weckers, der sie in fünf Minuten nochmals erinnern wird, dass die Nacht vorbei ist.

Genug Zeit, um sich mental auf den heutigen Tag einzustellen. Anna beobachtet ihren ruhigen Atem, der tief in den Bauch hineingeht.

Was ist heute wichtig?, fragt sie sich und horcht in sich hinein.

→ *Übung zur Intuition – Auf Empfang gehen,* Seite 73

Ein inneres Bild des anstehenden Meetings steigt auf. Sie sieht, wie sie ihrem Kunden zuhört. *Komisch, eigentlich sollte der Kunde doch mir zuhören*, denkt sie sich. Sie versucht, nichts zu bewerten und wendet sich der nächsten Frage zu: *Was kann ich heute für die Kundenbeziehung tun?* Wieder taucht dasselbe Bild auf, wie sie einfach nur zuhört. Der Wecker klingelt erneut.

Anna steht auf. Ihr Mann Thomas hat wie immer nichts vom Wecker mitbekommen. Sie geht ins Kinderzimmer, um ihre Tochter zu wecken. Zum Glück übernimmt ihr Mann heute den Kinderdienst, das heißt, er fährt Sofia zum Kindergarten und holt sie nachmittags dort ab. So kann sich Anna ganz auf den Kundentermin konzentrieren.

Nachdem Thomas aufgestanden ist, kümmert er sich um Sofias Wasch- und Anziehroutine, während Anna das Frühstück übernimmt. Das meiste hat sie bereits gestern Abend vorbereitet, sie muss nur noch die Haferflocken mit Milch aufwärmen, die Beeren-Chia-Mischung aus dem Kühlschrank hinzugeben, die Kaffeemaschine anwerfen und fertig.

→ *Rezept für Beeren-Chia-Porridge, Seite 175*

Dann kann sie sich um sich selbst kümmern. Heute ist zwar kein Raum für ein gemütliches Familienfrühstück, aber es läuft einigermaßen organisiert ab und keiner bleibt hungrig.

Nachdem alle versorgt sind, macht sich Anna auf den Weg zur U-Bahn. *Wow, sogar ein Sitzplatz heute!*, denkt sie sich. Sie schließt die Augen und nimmt einfach nur wahr, was um sie herum passiert, und versucht, nichts zu bewerten.

→ *Übung zur Intuition – Wahrnehmung trainieren, Seite 72*

Sie konzentriert sich auf ihren Atem, bis sie innerlich ruhig wird. Dann fühlt sie um sich herum die Temperatur im Waggon. *Wo kommt denn jetzt dieser Geruch her? Na toll, mein Nachbar braucht dringend eine Dusche.* Sie versucht, sich wieder auf den Atem zu konzentrieren und nichts zu bewerten. *Und manchmal bleibt es beim Versuch*, denkt sie sich.

Da es heute Abend wieder nichts mit dem Yoga-Studio wird, steigt sie früher aus und geht die letzten zwei Stationen bis zum Büro zu Fuß. Dafür braucht sie nur zehn Minuten länger, bekommt ein wenig Bewegung und frische Luft und bringt ihren Kreislauf in Schwung.

Im Büro angekommen, startet sie ihr morgendliches Ritual: Computer anwerfen und in der Zeit die Wasserkaraffe füllen. Auf Kaffee verzichtet sie heute lieber, denn ihr Lampenfieber steigt, je näher der Kundentermin rückt. Zusätzliche Aufputschmittel kann sie jetzt nicht brauchen.

Sie geht ihre Kundenpräsentation noch einmal durch, bevor sie irgendwelche E-Mails liest. Der Ordner vom letzten Zeitmanagement-Seminar steht mahnend vor ihr auf dem Schreibtisch. Dort hat sie gelernt, dass sie zuerst das Wichtigste des Tages erledigen soll, bevor sie E-Mails beantwortet. Konzentriert prüft sie Folie für Folie. Der Sachverhalt ist korrekt und schlüssig dargestellt. Trotzdem, irgendwie wird das Lampenfieber immer größer. Sie schließt die Augen und macht eine Atemübung.

→ *Atemtechniken (nicht nur) gegen Lampenfieber, Seite 91*

Mittags

Zum Mittagessen ist sie mit einer Kollegin verabredet, die sie heute mit einem neuen Salatrezept überraschen will. Die Vorbereitung dafür hat sie ebenfalls gestern Abend erledigt.

→ *Rezept »Power-Salat«, Seite 176*

Die Verabredung lenkt sie für einen Moment von ihrem Lampenfieber ab. Das Essen ist leicht, damit sie nachher noch geistig fit ist, während alle anderen im »Suppenkoma« sein werden.

Nachmittags

Nach dem Essen beginnt ihre Büroroutine: Telefonate, E-Mails, Ablage etc. Drei Minuten Dehnung und Streckung würden ihr jetzt guttun.

→ *OfficeYoga®-Übungen, Seite 138 ff.*

Schließlich ist der große Moment gekommen. Am Empfang wartet ihr Kunde Herr Baum mit seiner Projektmanagerin Frau Walter. Beide wirken alles andere als entspannt, die Begrüßung fällt entsprechend zurückhaltend aus. *Das kann ja heiter werden!* Anna beruhigt sich mit dem Gedanken, dass sie und ihr Team gut vorbereitet sind. Im Konferenzraum halten sie sich nicht lange mit Small Talk auf. Herr Baum kommt schnell zur Sache: deutlich und sehr direkt. Die Ergebnisse des Projekts seien hinter den Erwartungen zurückgeblieben, das Budget sei überzogen, Qualität und Kommunikation waren alles andere als optimal. Anna und ihr Team halten ordentlich dagegen. Mit chronologischer Präzision legen sie alle gesammelten »Beweise« vor. Sie zeigen auf, dass das Team von Frau Walter von Anfang an nicht im abgesprochenen Maße kooperiert hat. Es geht munter hin und her, Angriff und Verteidigung wechseln in bester Ping-Pong-Manier. Doch Herr Baum bleibt uneinsichtig, und Annas Laune verschlechtert sich zusehends. Das Ego-Teufelchen befeuert ihre Ungeduld: *Lass dich nicht unterkriegen! Bloß nicht schwächeln! Zeig's ihm!*

Anna ist spürbar gestresst. Diese Art der Diskussion belastet sie sehr. Sie spürt die Verspannung im ganzen Körper und versucht, mehrfach bewusst ein und auszuatmen, tief und ruhig.

→ *Notfall-Programm gegen Stress, Seite 102*

Sie will so nicht weitermachen. Das führt doch zu nichts. Wie am Morgen durchdenkt sie blitzschnell die entscheidenden Fragen: *Worum geht es hier eigentlich? Was ist das Wesentliche?* Dabei taucht plötzlich das Bild aus ihrer Morgenmeditation auf. *Einfach nur zuhören.* Sie spürt nach, aber ihr Ego-Teufelchen mischt sich wieder ein. *Wie jetzt? Der Baum sollte mir lieber zuhören!* Aber das innere Bild fühlt sich irgendwie gut an. Anna versucht, ihr Ego wegzuschicken, um genauer hinsehen zu können.

→ *Sich für einen Moment vom Ego befreien, Seite 60*

Wir sind doch im Recht. Wir haben das Projekt doch korrekt durchgeführt – nach dem üblichen Modell. Wir haben uns immer auf unseren Auftraggeber konzentriert, also auf Herrn Baum. Der allerdings im ganzen Projekt nie wirklich sichtbar war. Und Frau Walter kann doch nichts entschei … Moment, kann es sein, dass wir die ganze Zeit den Wald vor lauter Bäumen nicht gesehen haben? Hätten wir uns vielleicht von An-

fang auf Frau Walter konzentrieren sollen? Das hätten sie uns doch mal sagen können! Manche Kunden …

Anna nimmt eine zentrierte Sitzhaltung ein und unterbricht mit etwas lauterer Stimme das Diskussionsgewirr zwischen Herrn Baum und ihren Kollegen.

→ *Übung: Zentriertes Sitzen für Instant-Konzentration, Seite 139*

Sie wendet sich nun unmittelbar an Frau Walter: »*Wir haben wohl alle dazu beigetragen, dass das Projekt nicht optimal gelaufen ist. Trotzdem liegen ja viele Ergebnisse bereits vor. Vielleicht können Sie uns sagen, Frau Walter, was fehlt, damit Sie zufrieden sind? Was können wir gemeinsam tun, um zu retten, was noch zu retten ist?*«

Annas Kollegen sind von dieser Unterbrechung so überrascht, dass sie schlagartig still sind. Herr Baum reiht sich in den Reigen der Sprachlosen ein, was den beiden Damen den Raum gibt, konstruktiv zu werden. »*Eigentlich ist ja wirklich schon einiges erreicht*«, resümiert Frau Walter. »*Aber mit den meisten Ergebnissen können meine Mitarbeiter nichts anfangen, weil sie sie nicht verstehen.*« Die beiden finden immer besser zueinander, bewegen sich inhaltlich aufeinander zu und entwickeln gemeinsam neue Lösungsansätze. Am Ende steht ein neuer Plan, und alle gehen zuversichtlicher aus dem Termin. Gut, Herr Baum und Annas Kollegen wissen immer noch nicht so genau, was da passiert ist, aber es scheint für beide Parteien zu funktionieren.

Abends

Endlich Feierabend! Was für ein Tag! Anna nutzt die Gelegenheit zu einem weiteren flotten Spaziergang und steigt eine U-Bahnstation später ein. Unterwegs genießt sie die Abendsonne. Zu Hause warten ihre Tochter und ihr Mann schon auf sie. *Jetzt ist Familienzeit!* Es gibt viel zu erzählen – aus dem Alltag der Kleinen und der Großen.

Als Anna spätabends im Bett liegt und langsam ruhiger wird, reflektiert sie noch einmal den zurückliegenden Tag, um endgültig damit abzuschließen.

→ *Abendmeditation – Tagesrückblick, Seite 110*

Was habe ich heute gelernt? In der Hektik des Projekts hat sie den Wald vor lauter Bäumen nicht gesehen und die Kundenbeziehung vernachlässigt. Hohe Ansprüche an die Qualität der eigenen Arbeit sind zwar okay, aber dadurch waren sie und ihr Team ausschließlich auf die Inhalte fokussiert. Die Verbundenheit zwischen ihrem Team und dem des Kunden kam dabei zu kurz. Glücklicherweise ist es gelungen, diese Verbundenheit heute neu herzustellen.

Zum Abschluss ihrer kleinen Meditation denkt Anna mit Dankbarkeit an die schönen Momente des Tages. Dazu gehört auch, dass sie den Mut gefunden hat, der eigenen Eingebung zu vertrauen.

Glossar

Agama	Herkunft, zuverlässige Überlieferung
Ahamkara	Ego, Ich-Bewusstsein, welches oftmals in einer Dualität (ich versus die anderen) gefangen ist. Durch diese Trennungswahrnehmung ist der Ego-gesteuerte Mensch getrieben von Instinkten wie Anerkennungssucht, Gier, Neid und Angst.
Ahimsa	Nicht-Verletzen; Gewaltlosigkeit in Taten, Gedanken und Worten
Ananda	Glückseligkeit als Wesensessenz, authentische Freude
Anumana	Logische Ableitung wie messen und beweisen
Aparigraha	Unbestechlichkeit, Zufriedenheit, Nicht-Annehmen von falschen Geschenken, Nicht-Besitzergreifen
Asana	Körperliche Yoga-Übungen, die entweder fließend/dynamisch oder haltend/statisch sind.
Asmita	Ich-Sinn, Anerkennungssucht; einer der Gründe für Avidya
Asteya	Nicht-Stehlen, Respekt vor fremdem Eigentum (materiell und geistig)
Avidya	Nicht-Wissen, falsches Wissen, nicht angewendetes Wissen, Unbewusstheit, Illusion und Wirklichkeit verwechseln, falsche Wahrnehmung; Ursache für menschliches Leiden infolge eines Ego-verhafteten Zustands
Bhagavad Gita	Heilige Schrift im Hinduismus
Brahmacharya	Selbstverwirklichung, Hingabe an ein höheres Ziel, gereinigter Lebenswandel

Dvesha	Abneigung, Hass; negativer Ausdruck des Egos, einer der Gründe für Avidya
Ekagrata	Gesammelter, konzentrierter Geisteszustand
Hatha Yoga Prapidika	Beschreibt wichtige Körperstellungen, Reinigungspraktiken sowie Energietechniken.
Guru	Lehrer, spiritueller Meister
Ishvarapranidhana	Hingabe zu einer Sache oder Idee. In den heiligen Schriften ist die Hingabe zu Gott gemeint: ishvara = persönlicher Gott, pranidhana = Hingabe.
Karma	Handlungen und Taten, die Spuren in unserem Unterbewusstsein hinterlassen. In Form von Glaubenssätzen haben diese Spuren Einfluss auf zukünftige Handlungen.
Klesha	Leiden, Leidensfaktor, Folge von Avidya und unseren Handlungen
Kriya Yoga	Yoga der Tat oder Yoga der Reinigung; ein Weg, seine Aufgaben mit Hingabe, Sorgfalt und Achtsamkeit zu erfüllen
Kshipta	Zerstreuter, leicht abgelenkter Geisteszustand
Maya	Illusion, falsche Vorstellung von der Realität, Fehlinterpretationen; legt sich wie ein Schleier über unsere Handlungen
Mudha	Unklarer, verwirrter, deprimierter Geisteszustand
Namasté	Grußformel: »Das Göttliche in mir verneigt sich vor dem Göttlichen in dir.«
Nirodah	Einpünktigkeit des Geistes, höchster Zustand der Konzentration
Niyama	Umgang mit sich selbst, innere Regeln, Selbstbeherrschung
Patanjali	Autor des Yoga Sutra; da eindeutige Hinweise auf die Person selbst fehlen, vermuten einige Indologen, dass es sich bei Patanjali auch um eine Schule handeln könnte.

Prana	Subtile Lebensenergie, die über den Atem in den Organismus kommt; durch Prana bleiben Organismen lebendig.
Pranayama	Atemtechniken zur Steigerung und Ausgleich von Prana
Pratyaksa	Offenkundig, sichtbar, durch eigene Erfahrungen
Raga	Wunsch, Gefühl, Begehren, Festhalten an falschen Werten oder Zielen; Ursache für Avidya
Rajas	Aktivität, Dynamik, Erregung; gehört zu den Trigunas
Samskara	Eindrücke im Unterbewusstsein, Nachwirkung jeder Handlung, Glaubenssatz
Santosha	Innere Zufriedenheit, Bescheidenheit; akzeptieren, was ist
Sat-Chit-Ananda	Sein, Existenz, Glückseligkeit; im Yoga die wichtigsten Eigenschaften des Selbst
Sattva	Reinheit, Vollkommenheit, Gutes; gehört zu den Trigunas
Satya	Wahrheit, höchste Realität, Wahrhaftigkeit in Wort und Taten
Shauca	Reinheit, Eigenverantwortung für die eigene Hygiene des Körpers und Geistes
Svadhyaya	Selbstreflexion, Studium von Schriften
Swami	Herr, Meister, Mönch; Anrede eines Yoga-Meisters in einem traditionellen Mönchsorden
Tamas	Antriebslosigkeit, Müdigkeit, Finsternis, Unwissenheit; gehört zu den Trigunas
Tapas	Inneres Feuer, Leidenschaft; auch Askese, um das innere Feuer entstehen zu lassen
Trigunas	Drei energetische Eigenschaften, die gleichzeitig auf Körper und Geist wirken
Vairagya	Entsagung, Loslösung, Gleichmut; in der Mitte seiner Kraft verbleiben
Vidya	Richtiges Wissen, angewandtes Wissen, Bewusstheit

Viveka	Unterscheidungskraft zwischen Illusion und Wirklichkeit sowie zwischen Vidya und Avidya
Yama	Ethische Grundregeln für den Umgang mit anderen
Yoga Sutra	Wichtigste Grundlagenschrift im Yoga, gibt Anleitungen zur ethischen und moralischen Grundordnung, zur menschlichen Psyche und Lenkung des Geistes

Dank

Auf dem Buchcover steht ein Name und doch waren viele Menschen indirekt und direkt an der Entstehung beteiligt.

Mein besonderer Dank gilt meiner privaten Lektorin, Petra Müller, die das Buchprojekt von der Entstehung bis zum Abschluss mit einem offenen Geist, kritischem Blick und geduldiger Neugier begleitet hat.

Auch meiner Gastautorin, Dr. med. Tanja Knelangen, danke ich für ihren fachlichen Rat bei der Auswahl der körperlichen Übungen auf dem Bürostuhl und ihrem inhaltlichen Beitrag zu unserem Wunderwerk Körper.

Carina Jahn hat mit ihrem visuellen Talent für eine klare Fotosprache ganz wesentlich beigetragen, die Übungen auf dem Bürostuhl ansprechend zu inszenieren.

Ich danke meiner Agentin Swantje Steinbrink und dem Kreuz Verlag, und hier besonders meiner Lektorin Imke Rötger, für das entgegengebrachte Vertrauen und dass sie an diese Buchidee von Anfang an geglaubt haben. Denn mit dem Glauben an eine Idee fängt es an.

Und ich bedanke mich ganz herzlich bei meiner Familie, die mich bei der Entstehung sehr geduldig und in stressigen Zeiten verständnisvoll unterstützt hat.

Danke für das gemeinsame Gelingen!